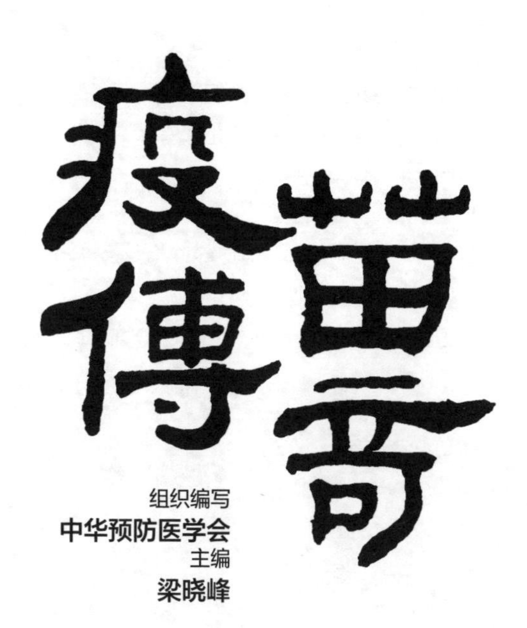

组织编写
中华预防医学会
主编
梁晓峰

人民卫生出版社
·北京·

图书在版编目（CIP）数据

疫苗传奇 / 中华预防医学会组织编写. —北京：
人民卫生出版社，2024.1
ISBN 978-7-117-35702-9

Ⅰ. ①疫… Ⅱ. ①中… Ⅲ. ①疫苗 – 普及读物 Ⅳ.
①R979.9-49

中国国家版本馆 CIP 数据核字（2023）第 239993 号

疫苗传奇
Yimiao Chuanqi

策划编辑　周　宁　王小南　　责任编辑　周　宁　周文君
书籍设计　尹　岩　笪　希
组织编写　中华预防医学会
出版发行　人民卫生出版社（中继线 010-59780011）
地　　址　北京市朝阳区潘家园南里 19 号
邮　　编　100021
E - mail　pmph @ pmph.com
购书热线　010-59787592　010-59787584　010-65264830
印　　刷　北京瑞禾彩色印刷有限公司
经　　销　新华书店
开　　本　880 × 1230　1/32　　印张：11.5
字　　数　220 千字
版　　次　2024 年 1 月第 1 版
印　　次　2024 年 1 月第 1 次印刷
标准书号　ISBN 978-7-117-35702-9
定　　价　59.00 元

打击盗版举报电话　010-59787491　E- mail　WQ @ pmph.com
质量问题联系电话　010-59787234　E- mail　zhiliang @ pmph.com
数字融合服务电话　4001118166　E- mail　zengzhi @ pmph.com

编写委员会

主　编

梁晓峰

副主编

徐爱强　朱凤才

编　委	（按姓氏笔画排序）
于　洋	威海市疾病预防控制中心
朱凤才	江苏省疾病预防控制中心
刘　涵	中华预防医学会
刘召芬	中华预防医学会
许　青	山东省疾病预防控制中心
杨中楠	中国生物技术股份有限公司
吴群红	哈尔滨医科大学
张云涛	中国生物技术股份有限公司
张伶俐	中华预防医学会
赵　晶	北京林业大学
郝利新	中国疾病预防控制中心
段　凯	中国生物技术股份有限公司
侯　芊	中国疾病预防控制中心
贾斯月	江苏省疾病预防控制中心
徐爱强	山东省疾病预防控制中心
陶泽新	山东省疾病预防控制中心
梁晓峰	中华预防医学会
廖　丹	广西壮族自治区妇幼保健院

插画

王素燕

序 一

赵　铠

中国工程院院士
医学病毒学专家

疫苗及其相关的生物技术是人类战胜传染病的重要武器，是人类医学史上伟大的成就，是生物医药领域的科学里程碑。疫苗的发明，为人类消灭天花，即将消灭脊髓灰质炎，控制麻疹、百日咳等重大传染病做出了杰出贡献。进入21世纪，严重急性呼吸综合征（曾称“传染性非典型肺炎”）、甲流、禽流感、新冠等重大新发突发传染病频出，对各国生物安全、人类生命健康和社会稳步发展构成了严重威胁，作为传染病防控的重要一环，疫苗已经成为保障国家生物安全的重要武器。

由梁晓峰副会长主持编撰的科普作品《疫苗传奇》，充分发挥其本人在传染病防控和预防接种领域几十年的工作经验，梳理、归纳、总结几百篇“高大上”的传染病和疫苗研究专业文献的精髓，用通俗易懂的方式为读者介绍了疫苗百年发展历程中的科学故事和科学道理。本书言语风趣幽默，讲述深入浅出，用一个个生动有趣的故事，为广大读者普及了疫苗及其可预防传染病的相关科学知识，是一本疫苗领域难得的优秀科普读物。

本书首先用一幅幅名画描绘了传染病与人类文明发展相伴的进程，向读者展示了人类发展史上发生的重大瘟疫；随后引出人类发明的应对传染病最有效的武器——疫苗，并向读者科普疫苗的作用原理及其实际应用；最后，编者对我国疫苗产业的发展和规划提出了独到的见解及展望。读完本书，不仅能更加深刻地认识传染病，而且能够学会在传染病来袭时如何保护自己；更重要的是，让读者了解疫苗如何对传染病起到防控作用，能进一步提升正确预防接种知识的储备和分辨与疫苗相关谣言的能力。

自 2020 年初新冠疫情暴发以来，全国人民在以习近平同志为核心的党中央坚强领导下，科学防疫、正确应对。相关单位在极短时间内研发生产出新冠疫苗，使我国在主动免疫方面有疫苗可用。相信未来随着科学技术的发展进步，会有越来越多的传染病像天花一样被人类消灭，离开我们的生活，永远只存在于历史教科书上。

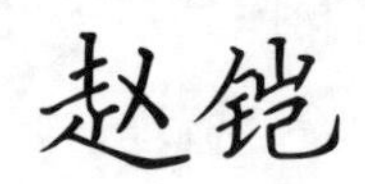

2023 年 11 月

序 二

王陇德

中国工程院院士

在前疫苗时代，传染病对于人类来说就是一场场灾难，一直是人类个体生命乃至种族延续的重大威胁，由其导致的重大死亡数不胜数。14 世纪散布在欧洲的黑死病，在 20 年时间里造成 2 500 万人死亡。天花、鼠疫、疟疾、伤寒、霍乱等也都曾威胁人类生存，这些疫情在古代可横扫多个国家，肆虐数十年，甚至可以灭绝一座城市或者一个种族。

数百年来，科学家一直致力于研究运用当时最先进的科学技术与传染病展开斗争，其中疫苗被广泛认为是人类历史上最伟大的发明之一，疫苗的发展之路也展现着科学技术的伟大进步。我国是最早使用人工免疫方法预防传染病的国家之一，早在公元 10 世纪已有接种人痘预防天花的实践。1796 年，英国医生爱德华·詹纳（Edward Jenner）发明牛痘，被视为现代疫苗史的里程碑。此后 200 多年里，微生物学、免疫学、生物化学、分子生物学、合成生物学等现代科学理论和技术在疫苗研发中得到广泛应用，疫苗研发水平迅速提高，疫苗的种类、品规不断增加，疫苗免疫规划持续扩大。

1980年，世界卫生组织（WHO）宣布全球消灭天花，天花成为第一个通过疫苗接种被消灭的传染病。Ⅱ型和Ⅲ型脊髓灰质炎野病毒也分别于1999年和2016年被消灭，全球消灭脊髓灰质炎已进入尾声。白喉、麻疹、风疹、乙型病毒性肝炎、流行性乙型病毒性脑炎、流行性脑脊髓膜炎等曾经严重危害我国人民健康的传染病的发病率已降至历史最低水平。接种疫苗成为预防、控制、消除乃至消灭传染病最特异、最有效和最经济的手段，在人类与传染病斗争中取得了突出成就，谱写了20世纪人类公共卫生历史上最光辉的篇章。

《疫苗传奇》是一部有关疫苗的科普图书。从人类历史上的瘟疫故事讲起，分述了疫苗发展的经典案例，勾勒出疫苗在保护人类健康方面的“传奇”力量；从我国科学家的杰出贡献，到我国消灭传染病的巨大成就，讲述了疫苗与免疫的中国故事。同时，本书还通俗化地讲解了疫苗的技术路线与免疫机制，介绍了大众目前最关心的常见传染病与病原以及疫苗接种的实际问题，揭示了WHO最关切的“疫苗犹豫”给公共卫生带来的威胁……总之，本书用通俗易懂的语言将一个个精彩故事铺陈开来，是一部蕴含医学知识和科学理性的可读性极强的科普作品。

本书的主编梁晓峰教授是我国著名的疫苗学和流行病学专家，在疫苗免疫及疫苗相关疾病控制方面取得了丰硕的工作成绩和研究成果。编者们从多年从事免疫规划领域的实践经验出发，勇于尝试，勤于笔耕，为我们补上了一块了解疫苗前世今生的拼图。本书为想要了解疫苗接种的公众打开了一扇窗口，快速直观感受疫苗的价值，进而理性判定接种的选择，做到明白接种、自愿接种、放心接种。从事医疗卫生行业特别是预防接种工作的人员，可通过本书充实自己的知识结构，深入领悟疫苗的科学道理，不断提高预防接种科普宣传的水平。

授人以鱼不如授人以渔。是为序。

王陇德

2023 年 11 月

前 言

作为保障生命和健康的基本措施，免疫接种是初级卫生保健的一个重要方面。新中国成立以来，由于疫苗的推广和普及，以及其他公共卫生策略的发展和进步，中国消灭了天花，有效控制了白喉、脊髓灰质炎等疾病，减少了数以千万计的生命损失。在新冠病毒感染大流行期间，我国在短短几个月内，研制出多种新冠疫苗，并开展了史上最大规模的疫苗接种工作，全国人民共计接种 34 亿多剂次。本书起源是 2021 年春节期间，国家对公民免费接种新冠疫苗，使公众对疫苗的关注达到前所未有的水平，关于疫苗的讨论也非常热烈。虽然我国计划免疫实施已经四十多年，但公众的疫苗相关知识仍然不足。为充分发挥科普图书在疫苗宣传中的重要作用，提升公众对疫苗的了解和重视，我会组织、邀请我国疾控、临床、高等教育、疫苗研发领域的专家学者共同讨论了本书的内容、框架，以期为公众全面展现疫苗的前世今生。

本书分三部分，第一部分从历史上的瘟疫与人类应对瘟疫的历程展开，为读者梳理了人类与瘟疫斗争过程中不懈求索、寻找光明的历程，以及我国公共卫生领域杰出代表及成就。第二部分讲述病毒、细菌与人体的内在防线和对抗病原体的各种工具和办法，详细而通俗地介绍了疫苗的成分、免疫机制和现代疫苗的种类和技术路线，阐述了疫苗的监管和安全体系，并对公众关注的疫苗相关问题进行了解答，让公众对疫苗有一个系统性的认知。第三部分介绍了公众目前最关心的常见传染病与病原以及相对应的疫苗，向读者阐述了疫苗的作用原理及其实际应用。

为了尽可能将疫苗的知识科普化，创作团队还特地邀请了历史学者、艺术工作者、公共卫生专家、生态环境学者、生命科学领域的博士、国内知名的媒体创作人、漫画家、出版人，做了细致深入的调研和资料搜索、二次创作加工。该图书历经三年，几经雕琢润色，于 2023 年 9 月交付完成。

在此感谢各章节的素材提供者所给予的帮助，感谢人民卫生出版社对本书的大力支持。由于疫苗研发和研究领域的不断发展，书中难免存在内容和文字上的疏漏，希望读者给予批评指正。

中华预防医学会

2023 年 10 月

目 录

1 历史上的瘟疫与人类应对瘟疫的历程

“才智、知识与组织都无法改变人们在面对寄生性生物入侵时的脆弱无助，自从人类出现，传染性疾病便随之出现，什么时候人类还存在，传染病就存在。传染病过去是，而且以后也一定会是影响人类历史的一个最基础的决定因素。”

——摘自历史学家威廉·麦克尼尔《瘟疫与人》

纵观历史，传染病伴随着人类文明进程，并对人类文明产生了深刻的影响。在历史的长河中，人类与其周边的微生物共同进化，享用着同一个生态系统。伴随着人类文明的进程，不同种群之间的接触愈加密切，而其间的隔绝亦被接触所取代，隔绝的消失给人类带来无数积极和消极的后果，也打破了人类与致病微生物之间微妙的生态平衡。传染病不是现代才有，也曾无数次大流行，古往今来，传染病的足迹遍及全球各地，人类需要携手面对。

与人类社会共存的，是一个微观世界，微生物是地球上最古老的居民，只是在远古时代，我们并不知道他们的存在。大约在 1 万年前，文明的曙光开始照亮人类赖以生存的大地，其标志性的事件就是畜牧业和农业的出现。人类开始饲养一些被驯化的动物。动物因为对病原体有了抵抗力而对其习以为常，但最初接触它们的人类却没有抵抗力。

随着农业的兴起、动物的驯养，5 000 多年前城市的形态首次在苏美尔文明中出现，食物资源变得不再紧张，人口数量增长的限制得到了缓解，但随之而来的是另一种限制——传染病。在人类不同文明之间有组织、大规模地流动前，瘟疫很难从一个文明中心蔓延到另一个文明中心。

城镇化带来人口的聚集，最初在中东，后来在其他地方，传染病有机会在城市内部传播。正如一些学者曾经展示的，直至17—19世纪，西方文明的中心仍有瘟疫流行。例如，在19世纪的大部分时间里，英国5岁以下的儿童死亡率是250‰左右。这一时期，欧洲城市的居民不断死于鼠疫、天花、梅毒、伤寒、麻疹、百日咳、结核病等传染性疾病。

先从欧洲开始，后来是亚洲、非洲不自觉地加入，后来又向人口迁徙的美洲新大陆发展，疾病在各大洲之间传播。历史上每一次瘟疫的大流行，都会带来人类文明发展的失衡与重塑。

以天花为例，其全球流行史分析表明，天花在人类中的流行与社会生产力的发展和社会交往的增加相伴。天花从非洲传至美洲与贩卖黑奴有关，从欧洲传至澳洲与殖民活动有关，而阿兹特克民族的灭亡更是与西班牙殖民者的侵略直接相关。对西班牙侵略者来说，天花是熟悉的，欧洲多次流行天花，导致西班牙人对其有一定免疫力，但对中美洲的阿兹特克人来说，天花是陌生的，存在着致命的危险。所以当携带着天花病毒的西班牙人与阿兹特克人接触时，对天花病毒缺乏免疫力的阿兹特克人不可避免地饱受天花摧残。

人类与动物间的物种屏障被逐渐打破，人类各种族之间的接触愈加频繁，微生物从动物宿主迁移到人类宿主，又开始在人类的各种族中间传播，导致主要依靠免疫力控制疾病的人类因为对微生物无免疫力而患病。

本章从历史的视角梳理历史上的一些著名瘟疫以及人类是如何一步步认识瘟疫、应对瘟疫的。从这里面，我们不再扁平化看待传染病，而是从全景式、纵深化视角观察传染病如何进入人类社会、如何流行、人们为什么要隔离，以及公共卫生策略是怎么起作用的。同时也揭示传染病流行是人类社会进展到一定阶段必然会产生的，传染病的控制需要全球人民的共同努力。

01 从名画说起

古罗马安东尼瘟疫与查士丁尼瘟疫

公元 2 世纪晚期，罗马被笼罩在瘟疫的阴云之下。

公元 165—180 年，罗马暴发了遍及全帝国的疾病大流行。由于公元 2 世纪中叶处于古罗马安东尼大帝执政时期，因此史上又称安东尼瘟疫。史学考证认为，安东尼瘟疫是由罗马军队镇压叙利亚叛乱后带回罗马帝国的。这群鸣金回营的士兵，除了携带战利品回国外，还带回了可怕的瘟疫，后者随即在罗马肆虐。

这场瘟疫究竟是什么疾病，各学者的观点不一。

古罗马时代的伟大医生盖伦经历了这次劫难，并留下了诊治记录。史书描述病人的症状为：剧烈腹泻、呕吐、喉咙肿痛、黑色脓疱疹、高热、坏疽、难以忍受的口渴等。大部分痊愈的病人全身起疱，身上的疱疹也会像鳞片一样脱落。

后人推测，最大可能是天花。

据罗马史学家迪奥卡称，当时罗马一天就有约 2 000 人因染病而死，相当于被传染人数的 1/4，罗马彻底沦为一座死城。瘟疫肆虐期间，连尊贵的罗马皇帝都未能幸免。先是维鲁斯大帝于公元169年染病身亡，紧接着其继承人安东尼大帝在公元180年也因被传染而难逃厄运。

瘟疫足足肆虐了7年才趋于结束。然而，当人们觉得灾难已经过去，而放松警惕之时，疾病却在公元191年再度大规模暴发。

许多村庄从此彻底消失，城市人口也遭遇二次重大损失。

这场持续数年的瘟疫，使罗马750万~1 500万人陆续毙命。瘟疫削弱了罗马帝国的军事力量，对社会的政治、文学和艺术造成毁灭性打击，直接导致罗马“黄金时代”的终结。

公元4世纪以后，罗马帝国分裂为东西两部。东罗马帝国（也称拜占庭帝国）以罗马帝国自居，一直试图收复失地，统一罗马帝国，再现往日的辉煌。于是，皇帝查士丁尼决定于公元533年发动对西地中海世界的征服战争。

然而，就在他横扫北非、征服意大利，即将重现帝国辉煌之时，一场空前的瘟疫不期而至，使东罗马帝国的中兴之梦化为泡影。这就是历史上的第一次鼠疫大流行。

这场鼠疫起源于中东，中心在近东地中海沿岸。

公元541年，鼠疫开始在东罗马帝国属地埃及暴发，接着迅速传播到君士坦丁堡及其他地区，公元542年经埃及南部塞得港沿陆、海商路传至北非、欧洲。这次大流行持续了五六十年，最早感染鼠疫的是无家可归的贫苦人，疫情最严重之时，一天就有上万人死去，死亡总人数近1亿。

可如此严重的瘟疫，在疫情初期居然被帝国官员们瞒报了。理由很简单：皇帝查士丁尼正在地中海一带兴高采烈地御驾亲征，不可惊扰圣驾。

直至事态已经失控时，极度恐惧的官员才不得不向查士丁尼汇报，可惜一切都太晚了。死亡人数很快突破了23万人，整个城市尸横遍野，臭气熏天。

查士丁尼大帝也险些感染瘟疫，恐惧之中下令修建巨大的能够埋葬上万死者的大墓，以阻断瘟疫进一步扩散。于是，大量尸体不论贵贱和长幼，覆压近百层叠葬其中。

查士丁尼瘟疫是地中海地区首次暴发的大规模鼠疫，使君士坦丁堡40%的居民死亡，社会秩序被严重破坏。鼠疫持续肆虐了半个世纪，1/4的罗马人丧生。

这次鼠疫引起的饥荒和内乱，彻底粉碎了查士丁尼的野心，对拜占庭帝国造成了致命打击，最终使东罗马帝国走向崩溃。

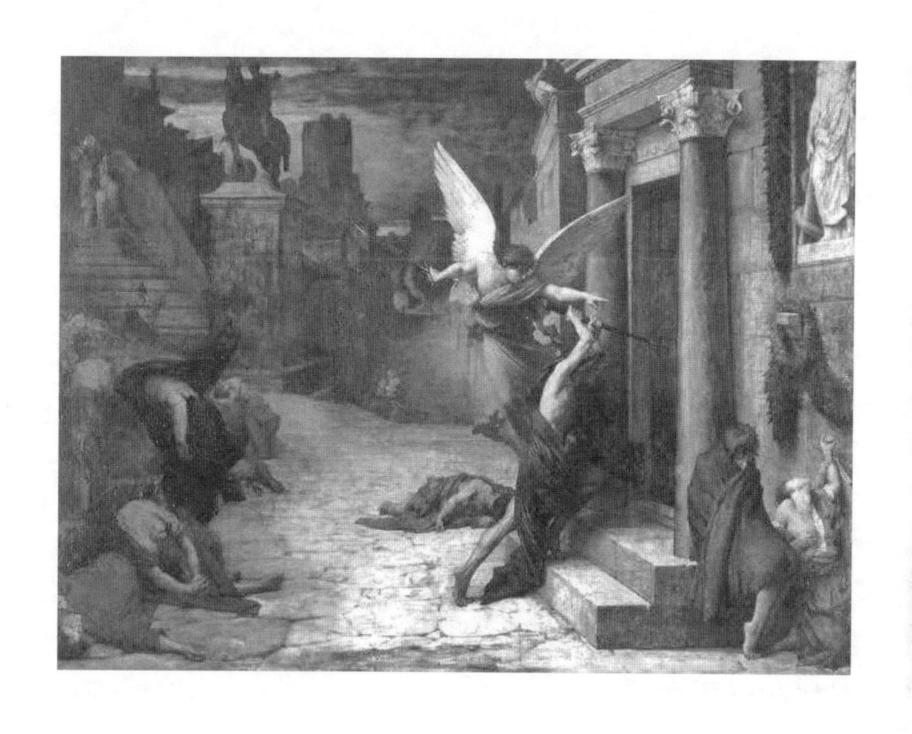

▲ 《被瘟疫侵袭的罗马城》，居勒・埃里・德洛内，1869 年

中世纪黑死病

中世纪早期，欧洲的流行病趋于缓和，人与疾病间取得了平衡。随着贸易的兴起，1346—1350 年，鼠疫不断在欧洲大陆暴发，每间隔 10 年或 20 年就会卷土重来。

这是历史上的第二次鼠疫大流行。此次流行持续近 300 年，遍及欧亚大陆和非洲北海岸，尤以欧洲为甚。欧洲的死亡人数将近 2 500 万，占当时欧洲人口的 1/3，意大利和英国死亡人数达到其人口总数的一半。这次鼠疫大流行在历史上被称为黑死病。

黑死病因病人皮肤上会出现许多黑斑而得名。中世纪的欧洲无论是卫生条件还是医疗条件都很差，根本无力抵抗黑死病的入侵，病人痛苦地死去几乎是必定的结局。

14 世纪欧洲的黑死病很有可能是这样开始的：1338 年左右，一次自然灾害严重破坏了生态平衡，鼠疫耶尔森菌开始发挥作用了。瘟疫从中亚发源，开始向人类居住地慢慢迁移。公元 1347 年，瘟疫袭击了克里木半岛上的意大利殖民地——加法城，随后迅速传播到整个欧洲。

1345 年，蒙古人发兵攻打意大利加法城，由于加法城坚固的城墙和守军的顽强抵抗，人数占优的蒙古大军一时也难以攻克，围困持续了 1 年。

此时，几年前发源于中亚草原的瘟疫开始在加法城外的蒙古大军中蔓延，造成了大批士兵的死亡。僵局持续了一段时间后，蒙古人再次向加法城发动进攻。这次他们采用了新的“武器”，用巨大的抛石机将无数染病身亡的蒙古士兵的尸体发射到城内。很快，加法城内堆满了病亡者。面对这些病亡者，加法人不知所措，不知如何处理。几天后，鼠疫耶尔森菌污染了空气和水源，恐怖的瘟疫也随之暴发了。

加法城中很快出现了许多被鼠疫耶尔森菌感染的病人，病人起初出现寒战、头痛等症状，继而出现发热、谵妄、昏迷、皮肤出血、身长恶疮、呼吸衰竭等症状，多则四五天，少则数小时，便纷纷死亡。由于病人死后皮肤常呈黑紫色，因此人们将这种可怕的瘟疫称为黑死病。对这种可怕的疾病，加法人一无所知，更不知道它就是鼠疫。几天之内，城内的加法人便纷纷丧命，城里到处是身上长满恶疮、黑斑的死去的人。一座曾经繁华的商业城市，转瞬间变成了人间地狱，侥幸活下来的人也一个个蒙着黑纱，仓皇逃向城外。

城外饱受瘟疫折磨的蒙古人此时对围城已是力不从心，也开始悄然撤退。而那些尚没有染病的加法人侥幸逃生。他们登上船只，踏上了返回祖国意大利的路程。没有想到，传播瘟疫的罪魁祸首——老鼠和鼠蚤，也早已爬上船的缆绳，藏进货舱，跟随这些逃生者向欧洲大陆漂泊。

在欧洲大陆，有关加法城被黑死病笼罩的消息已传遍四方，各国都人心惶惶。因此当这支船队回到欧洲时，没有一个国家敢接待他们，所有的港口都拒绝他们登陆。直到 1347 年 10 月，一艘船幸存下来，当它航行至意大利西西里岛的墨西拿港时，船上的人用大量财宝买通了当地的总督，并声明他们没有感染瘟疫，最终被允许靠岸。登岸后，当地人对船只进行了隔离，可惜为时已晚。因为小小的老鼠已顺着缆绳爬到了岸上。就这样，一个可怕的幽灵悄悄地登陆了欧洲。来自加法城的人登陆墨西拿港不到一个星期，黑死病便在整个西西里岛传播开来。紧接着瘟疫又从西西里向内陆扩散，横扫整个意大利。

实际上，西西里岛并不是黑死病抵达欧洲大陆唯一的通道。在意大利北部，瘟疫也已经沿着黑海航道抵达了拜占庭帝国的首都君士坦丁堡。1347 年 10 月，热那亚和威尼斯这两座著名的商业城市也成了瘟疫袭击的对象。由于死者人数激增，热那亚政府在恐慌中下令调动全部舰队封锁港口，外来船只要入港，一律以炮火击沉。鉴于热那亚和威尼斯已成为瘟疫重灾区，整个意大利都开始采取紧急隔离措施，阻止两地公民入境。

黑死病也肆虐了皮亚琴察城。在 1348 年夏天，一位热那亚人到皮亚琴察去看望亲戚，当时天下着大雨，城里的人不放他进去，他只好淋着雨在外面恳求。后来他的亲戚忍不住了，偷偷打开城门，带他回家过夜。第二天早上，这位亲戚又出去逛了一番。结果几天之后，皮亚琴察城里就没有活人了。短短几周之内，米兰、都灵、维罗纳、佛罗伦萨等一座座繁华富庶的城市，都先后遭到瘟疫的洗劫。随后，黑死病开始了恐怖的“欧洲之旅”。

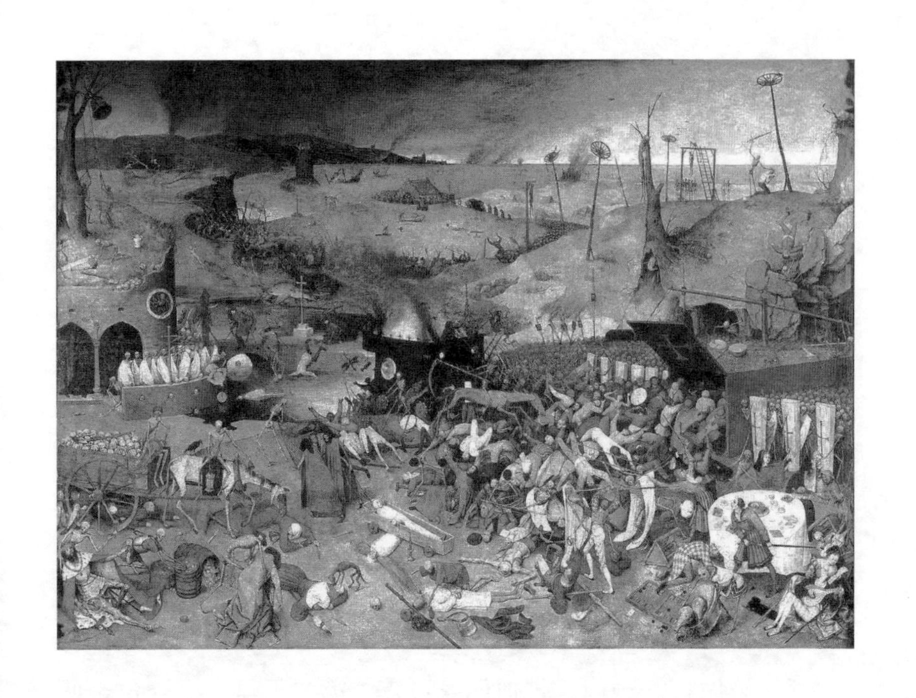

▲ 《死亡的胜利》，彼得·勃鲁盖尔，1561 年

尼德兰画家彼得·勃鲁盖尔的木板油画《死亡的胜利》，现藏于西班牙马德里普拉多美术馆，该画的创作就受到了瘟疫死亡征象的影响。

死亡，成为严酷的事实。天堂遥不可及，地狱就在人间。以至于在中世纪文化中，到处都有瘟疫的影子，人们用这种方式表达社会集体的绝望和沮丧情绪。

1346—1350 年，这场空前的浩劫夺走无数人的生命，曾熙攘喧嚣的城市沦为空城。直至 1352 年黑死病消失，人们才敢打开门，走上街头，等待日光驱散这皮肤之下深入骨髓的寒冷、绝望。

那么，这场疫情最终是如何结束的呢？黑死病超强的致死性，导致大批易感染人群消亡，新的病原体携带人数越来越少。而没被感染的人群除了隔离措施到位，很重要的一点就是超强的自身免疫力。

因此，当黑死病杀死了自己的所有宿主后，自身也随之完结。这场令中世纪欧洲人闻之色变的疫情，就这样逐渐销声匿迹了。

《告别塞西莉亚》

1629—1631 年暴发的一次大瘟疫波及伦巴第和威尼斯，使米兰成为名副其实的“恐怖之城”。这次大瘟疫是在中世纪黑死病 300 年历程的终末期发生的一次鼠疫。

《告别塞西莉亚》刻画的正是米兰从天堂一夜坠入地狱的瞬间——故去者多到连车辆都载不下，市民需要付给搬运人不菲的报酬，才能勉强让亲人遗体有一席之地。

细究根源，这场灾难都是战争惹的祸。1629 年意大利正在与德法交战，德法军队联手把瘟疫带到意大利曼图亚。1629 年 10 月，瘟疫波及米兰——伦巴第地区的商业中心。

当疫情初次波及米兰之时，米兰迅速启动了教科书般标准的疾病防治措施，包括及时的医护资源、严格的隔离检疫，以及限制士兵与货物出入境等。

然而 1630 年初春，在米兰举办的一场狂欢节，彻底粉碎了医护人员之前的一切努力……在海量民众的交叉感染下，瘟疫如同核弹般迅速引爆，继而彻底失控。

最终，米兰为这场狂欢节付出的代价是什么呢？6 万人病亡，大概是米兰当时人口的一半。一次节庆，几乎毁灭一座城。

除了米兰，瘟疫还波及意大利的许多主要城市，包括那不勒斯和威尼斯，最终总共造成28万人因病死亡。

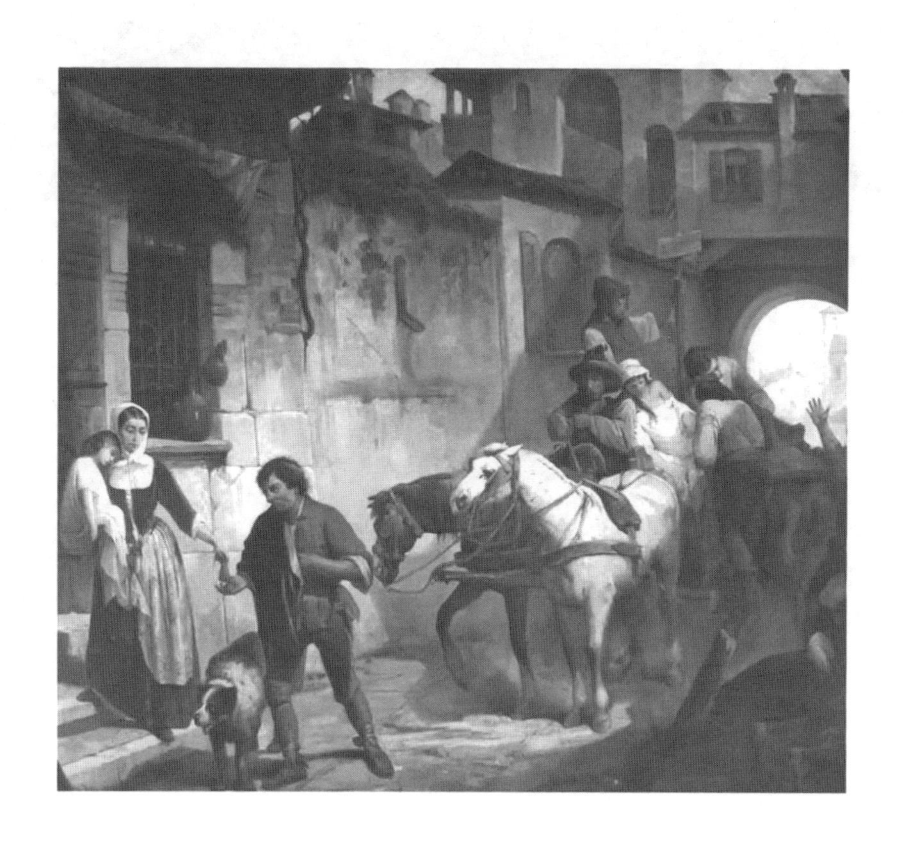

▲ 《米兰大瘟疫之告别塞西莉亚》，卡洛·贝尔乔索

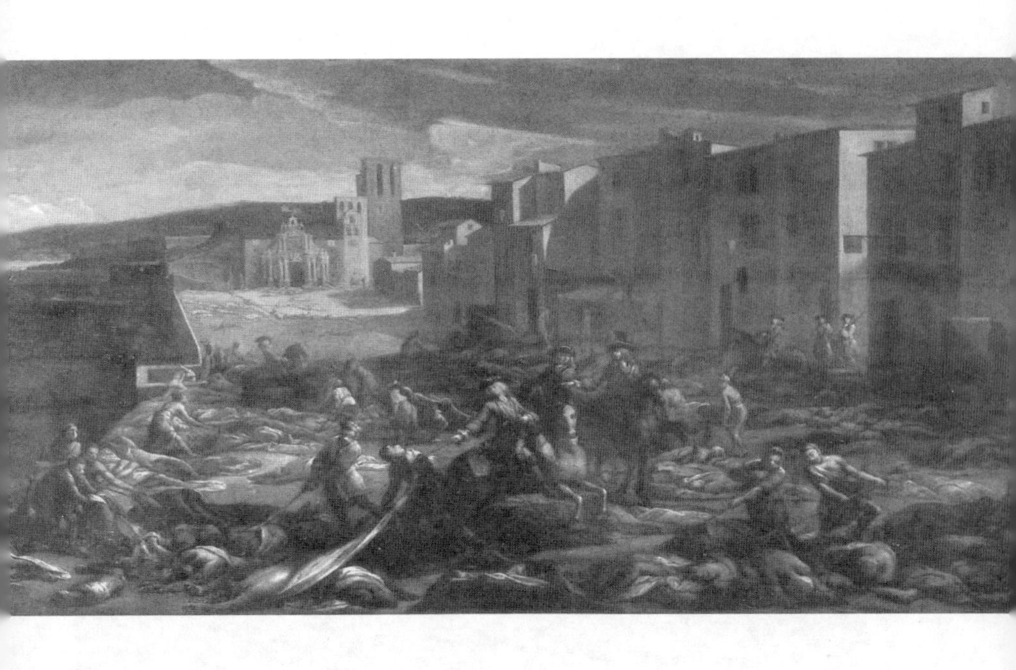

▲ 《马赛疫区市政厅的惨状》，米歇尔·塞雷，1721 年

一场本可以避免的危机

1720 年，法国城市马赛遭逢瘟疫侵袭，这次瘟疫是该市有史以来最严重的一次灾难，也是 18 世纪初欧洲的重大瘟疫之一。这次瘟疫不是 14 世纪开始的黑死病的结尾，而是源自中东，是中世纪黑死病（14 世纪中期到 17 世纪）和第三次鼠疫大流行（19 世纪末到 20 世纪 30 年代）之间的一次瘟疫。

马赛大瘟疫的暴发是典型的人祸。首例疫情出现在前往马赛的商船里，一名土耳其乘客突发疾病暴毙，紧接着主治医生及数名船员也随即染病身亡。

当这艘满载着病原体的"死亡之船"抵达马赛后，港口机关原本下令将其隔离，但马赛的权势富商拒不从命，因为有大量进口货物积压船上，影响其经济利益。

于是愚蠢的富商向港口机关施加压力，强制取消了这艘商船的隔离措施。商船入境后，彻底打开了潘多拉的魔盒。

几天后，病例在市区大面积涌现，医院迅速爆满，城市充满了末世般的恐慌。无处容身的病人被驱赶到大街，成千上万的人在绝望中死去。

经统计，马赛的 9 万居民中超过半数丧生——这就是商人们为短视付出的代价。

幸而得益于法国政府后续采取的强硬措施，这场瘟疫来得快，去得也快。

政府规定：若马赛市民与其他地方的人有任何来往沟通，将会被处以极刑。为加强隔离，还建立了一堵高 2 米、厚 70 厘米的瘟疫隔离墙，墙后有守卫把守，彻底与世隔绝，终于快速控制住疫情。

在政府和民众的共同努力下，马赛很快从瘟疫中恢复。截至 1765 年，人口增长恢复到之前的水平。正是得益于政府的有效措施，这场瘟疫不像 14 世纪的黑死病，具有那么大的破坏性。

灾难之于人类，就如同西西弗斯的巨石，这是一场永无休止的斗争。当瘟疫来袭之时，熟悉的世界瞬间变得陌生，仿佛每个角落都潜伏着杀机。

瘟疫对人类社会的破坏力巨大，其对人类发展亦有一定的推动力，瘟疫是与文明发展同行的。瘟疫使人类获得对新发疾病的认知，发明攻克疾病的新方法；人们的生命价值观发生改变，国家建立了捍卫生命和维护健康的新机制；人类也更加懂得与自然界和动物相处的原则。

在直面瘟疫的过程中，历史上涌现出了很多杰出的医学家，为探索瘟疫的真相与解决之道，付出了智慧和努力。

02 查找瘟疫的真相

寻找黑死病的病因——鼠疫耶尔森菌浮出水面

无论是在黑死病肆虐的当时，还是在后来几百年的研究中，人们大多认定黑死病就是鼠疫，而鼠疫是在中亚首先暴发的（在通常情况下，人们常将黑死病直接称为鼠疫）。

一个多世纪前，黑死病的神秘面纱才被揭开。19 世纪末，由瑞士学者耶尔森（Alexandre Yersin）在中国香港鼠疫流行时期发现了黑死病的病菌，所以这种细菌命名为鼠疫耶尔森菌，简称“鼠疫菌”。

青年时代的耶尔森在法国读医科，一次实验室失误让他险些感染狂犬病毒，这次险情让他结识了巴斯德的助手埃米尔·鲁（Emile Roux），两人一起发现了白喉杆菌的外毒素。青年耶尔森不满足于实验室工作，热衷于游历世界，偶然的机会使他成了一艘法国远东邮船公司的船医，在越南等地游历。1894 年，当听说香港暴发黑死病疫情后，他于 6 月 15 日冲破阻力抵达香港，拜访了英方特派人员詹姆斯·劳森医生，但劳森医生认为日本的北里柴三郎小组已经找到黑死病的病原体并对外发布了，甚至不允许耶尔森解剖病人的尸体。耶尔森在详细了解了北里的工作后，发现北里小组采用的是内脏抽取血液，而不是解剖明显肿胀的淋巴结，这让他感觉有必要亲自解剖尸体。由于没有解剖权，耶尔森的解剖工作是私密进行的，他发现淋巴结内有大量细菌，与北里对外发布的细菌根本不一样。6月23日，耶尔森拿到授权，公开解剖尸体，并于7月30日在巴黎国家科学院公布了研究报告。后来若干年经医学界的多次研究，验证了耶尔森研究结论的正确性。中国香港鼠疫暴发后，世界各地也都发现了病例。1898年，在印度孟买从事鼠疫研究的法国巴斯德研究所的细菌学专家保罗·路易·西蒙确定了黑死病为来自老鼠之间流行的动物瘟疫，是鼠蚤把细菌从患病的老鼠等啮齿类动物传播给人类。

顾名思义，鼠疫耶尔森菌的一个主要宿主是以鼠类为代表的啮齿类动物，鼠疫一般先流行于鼠类及其他野生啮齿类动物，通常有腺鼠疫、肺鼠疫和暴发型鼠疫3种类型。

在地球上的某些地方，鼠疫耶尔森菌是天然存在的，这些永久性疫源地被称为自然疫源地。鼠疫也称为自然疫源性疾病，需要在一定的条件才能传给人类。

鼠疫的传播有呼吸道传播、接触传播和虫媒传播三种方式。最有效的方式是呼吸道传播，通过呼吸，吸入感染病人呼出的含鼠疫耶尔森菌的飞沫，其进入人的肺部，造成肺鼠疫，人感染后可获得持久免疫。也可通过直接接触受感染动物或被病兽咬伤而感染。也可以通过破损的皮肤接触鼠疫耶尔森菌由人或感染的动物直接传染给人。但对人类来说，最常见和真正可怕的则是通过啮齿类动物身上的鼠蚤等传播。鼠蚤在啮齿类动物体内吸取染菌血液，然后跳到人类和其他哺乳动物身上进食下一餐，同时还能把这种细菌传染给人虱，这种染菌的节肢动物称为中间宿主，中间宿主染菌后感染其他哺乳动物，是自然界中常见的病原菌传播方式。天性嗜血的鼠蚤在没有寄主的情况下可以存活 30 天之久，它们是大约370种动物感染鼠疫的罪魁祸首，从而加剧了传播速度。科学界普遍认为，黑死病就是鼠疫耶尔森菌袭击淋巴结导致的腺鼠疫。作为人体免疫系统的主要成员，淋巴细胞和白细胞非但无法杀死鼠疫耶尔森菌，自己反而会成为它的寄主细胞。人普遍易感，在发病后若不及时给予有效治疗，多则四五天，少则数小时，病人便会死亡。

在鼠疫的形成和传播系统中，适宜的温度在鼠疫生态系统中是很重要的，寄生性鼠疫耶尔森菌、传播媒介——鼠蚤、以老鼠为主的啮齿类宿主三者之间相互依存，它们在相应的地区占据一定的范围，构成了鼠疫自然疫源地。鼠疫自然疫源地是宿主、媒介、病原体经过长期的生物竞争、相互适应，通过自然选择而形成的一个牢固的统一体，并和当地的自然植被、气候和地理环境，构成了统一的相互依存的关系。

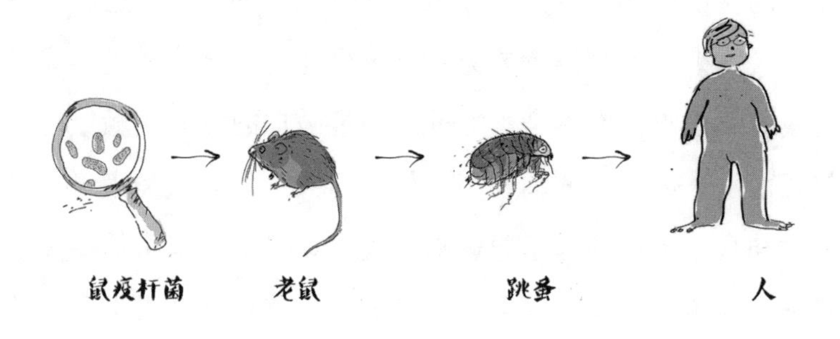

中世纪至今，学术界大多数人赞同欧洲黑死病流行起源于中亚的说法。在黑死病传入欧洲前，中亚地区已经暴发了黑死病。

随着瘟疫元凶的发现，人们总算搞清了鼠疫的传染源和传播途径等。更令人惊喜的是，到20世纪中叶，抗生素的发明使得鼠疫成了可以治愈的疾病，而公共卫生和居住环境的改善也可以切断鼠疫的传播途径。

人类战胜鼠疫的历程荡气回肠，法国作家加缪在长篇小说《鼠疫》的末尾写道：人类终于“战胜”鼠疫，港口燃起久违的绚烂烟花。

清醒的人们知道，瘟疫不死不灭，或许将来某日还将选中另一座城市予以痛击，但加缪借由主角说出了自己的心声：“在今后，当‘恐怖之神’带着它无情的屠刀再度出现之时，那些不甘心慑服于灾难的淫威、把个人痛苦置之度外的正义之士，一定会做些什么。”

揭开千年之乱的神秘面纱

在人类历史上，霍乱是唯一一种曾 7 次大流行的瘟疫。从 1817 年霍乱第一次暴发到 21 世纪的今天，全球总共有 7 次霍乱大流行的记录，流行时间最短的为 6 年，最长的达 20 余年，先后波及亚洲、欧洲、非洲、美洲的数十个国家和地区。

19 世纪霍乱大暴发事件

承载着千年文明的恒河被印度人民尊称为“圣河”“印度的母亲”，虔诚的印度人以到恒河洗圣浴、饮圣水、死后葬于恒河为人生最大夙愿。早在公元前的几个世纪，这里就有过关于霍乱流行的历史记载。由于受到古代交通条件的限制，霍乱的发生基本被局限在当地。但 19 世纪初，由于西方殖民者的入侵，原本封闭的大门被打开。各种交通工具被西方不断引入，人口迅速向工业城市集中，而当时各城市里的卫生状况又非常恶劣，所有这一切，都促使疾病沿着各种通道四处传播。

印度恒河三角洲是古典生物型霍乱的地方性流行区，1817 年印度的一场洪涝灾害导致霍乱再次暴发，这次霍乱追随着英国殖民者的脚步迅速向全球蔓延。

1817年，印度大部分地区连降暴雨，在人口稠密的恒河两岸，洪水淹没了田野。洪水过后，瘟疫便暴发了。同年5月，第一例霍乱病人死亡。在很短的时间内，可怕的瘟疫在印度各地广泛流行，造成了成千上万人的死亡。随后，霍乱又借助便利的交通，越过印度边界来到了周边国家，开始了它的全世界“大征程”。

在经过了短暂的蛰伏后，1829年夏季，霍乱又开始在印度北部、阿富汗和伊朗等地复苏，并向东、西、北沿着贸易路线和宗教朝圣路线迅速地向欧洲人口密集中心推进。1830年传到莫斯科。1931年春天，霍乱到达了波罗的海沿岸的圣彼得堡，又从那里轻而易举地传到芬兰、波兰，然后向南进入奥地利和匈牙利。差不多同一时间，柏林也出现了霍乱，紧接着汉堡和荷兰也报告出现了疫情。

1831年6月2日，英国国王威廉四世在国会开幕式上说：“我向诸位宣布一下众所关心的可怕疾病在东欧不断发展的情况，我们必须想方设法阻止这场灾难进入英国。”可惜没过多久，到8月份，英国就出现了第一例病人。

文献中记载了一位制陶业的画师患病后的情形：病人上吐下泻，排泄物就像是大麦粉加水那样的白色液体。他高热不止、面色青黯、两眼下陷、鼻息阴冷、嘴唇青紫、口渴难耐、嗓音嘶哑、说话无力、手脚发凉、体出虚汗，脉搏细弱得几乎感觉不出。不幸的是，由于当时欧洲医疗水平落后，那些仅会治疗一般肠胃传染病的英国医生们，只能含含糊糊地把疾病解释为严重的夏季腹泻。

到了夏天，整个英国的疫情已经相当严重。扫荡英国后，霍乱又跨过圣乔治海峡来到爱尔兰，从那里渡过大西洋一直传到加拿大和美国。霍乱首先在加拿大魁北克省的蒙特利尔登陆，然后又一路南下，开始扫荡整个美洲大陆。

1832 年 6 月 26 日，纽约市的一名爱尔兰移民因患霍乱死去。不到一星期，他的妻子和两个孩子也相继死去。为防止疫情扩散，纽约市立即采取了严格的隔离检疫措施。然而一切都无济于事，死于霍乱的人越来越多。一时之间，纽约陷入一片悲哀。几乎所有的商店都关门歇业，送葬的灵车来回穿梭于大街小巷。由于死亡率急剧上升，街巷中常见一些无人过问的尸首。

为躲避灾难，许多纽约市民纷纷逃离城市，去乡下寻找避难之所。但他们发现，逃跑一样危险。因为所到之处，当地居民害怕瘟疫传入，所以迎接他们的往往是猛烈的枪声。此时，霍乱开始以纽约州为中心向四周扩散。它通过伊利运河到达美国中西部地区，又乘着内地的马车和海岸线边的船只到达新奥尔良，并夺去了新奥尔良 5 000 人的生命。在随后的两年中，霍乱总共夺去了美国数十万条生命。

到 1833 年末，这场霍乱才逐渐消失。但 1836 年，沉寂一时的霍乱开始死灰复燃。1837 年，霍乱又一次从印度开始猛烈流行，然后传到世界各地，死者不计其数。据记载，

1837 年 6 月中旬到 7 月中旬，霍乱在德里流行期间，全市平均每天死去 1 200 人，仅 7 月 14 日的 24 小时内就病死 1 500 人。而印度的水葬让成千上万具尸体顺着恒河流到恒河三角洲，霍乱也随之顺着恒河河水向下游迅速扩展，很快就在恒河三角洲流传开来。

1881 年，霍乱又开始传播。英国因严格执行自来水管理和饮水消毒的措施，霍乱未发生流行。同时期的美国采取对进港船只、人员开展细菌学检查，隔离感染者，霍乱也未曾传入。但在南美洲阿根廷、巴西及智利等国，因未采取这些措施，以致在 1886—1888 年皆遭受霍乱严重侵袭。另一方面，商旅行人将霍乱从印度传至俄国，导致莫斯科及圣彼得堡等地霍乱大流行，病死约 80 万人。这次霍乱大流行到 1896 年才在欧洲及亚洲、非洲、拉丁美洲次第消散。

19 世纪的霍乱大暴发共造成全球 100 多万人死亡。

由于霍乱迅速流行没有任何预兆，而且当时的人们根本就不知道用什么药物来治疗这种疾病，所以一旦患病，便基本上等于宣判了死刑。据估计，当 1830 年霍乱肆虐于中东欧时，每 20 个俄国人中就有一人因此死亡，而在波兰死亡比例也达到了惊人的 1/30。

在那个细菌学学科尚不发达的时代，多数医学家认为，人们是由于吸入了带有毒气的空气才引发疾病的。1831—1854 年短短 20 多年时间里，英国就先后发生了 4 次霍乱大流行，但将元凶归咎于“毒气”的观点一直禁锢着人们的思维。不过也有个别研究者，开始对这一传统观点产生了质疑。

斯诺的霍乱地图

约翰·斯诺（John Snow）是当时伦敦的一名妇产科麻醉师。在经过多年观察后，斯诺发现，霍乱不像当时的其他传染病那样，首先表现为寒战、头痛或发热，相反却总是奇怪地从消化道开始。由此，他开始怀疑致病元凶可能不是空气，而最可能的原因是感染者吃了不干净的食物或者喝了不干净的水。为了表明自己的推断，他于1849年专门出版了一本《霍乱传播方式》的小册子，但是没有人相信他的观点。

1853年，又一次大规模的霍乱开始在英国流行。仅在伦敦苏豪区布罗德大街上就死亡127人，只有极少数的家庭还剩下一两名家庭成员。一周之内，此区剩余人中的3/4弃家逃跑，家家门窗紧闭，道路空无一人。

面临这种严峻的局面，斯诺放弃了其他工作，起早贪黑，专心地投入追寻流行病因的工作中。他到伦敦死亡登记中心找到所有因患病去世的人的详细住址，把每个死者都用一个黑点表示，登记在一张伦敦地图上。经过连续几天对患病家庭的调查，他将目光集中到了布罗德大街与牛津街交汇处的一个水井上。他后来写道："我发现，几乎所有的死者都住在离这口井不远的地方。"事实上，离这儿不远的另一个水井周围的居民中，仅有10名死者，其中有5名经常饮用布罗德街水井的水，还有3名小学生在上下学的路上喝过这口井的水。

为了查明真相，斯诺对布罗德街的那口水井进行取样，在显微镜下观察，发现里面含有一些“白色的带有绒毛的微粒”。9月7日，斯诺已经确定，这口井就是霍乱散布的原因。斯诺告诫主管人员应该封闭这口井，防止霍乱进一步蔓延。起初，那些官员根本不相信斯诺。不过既然没有其他更好的办法，他们表示愿意试试，取下了水泵的摇把。不料奇迹竟真的发生了。第二天，发病的人数迅速减少，到9月底，死亡数字到616就停止了。在大量线索的基础上，斯诺更加坚信自己的推论——那口布罗德街水井里的水就是元凶。

后来，在一位牧师的帮助下，斯诺找到了原因。原来在8月底大流行开始前，住在布罗德街40号的一个小男孩儿出现了霍乱的症状，家里人把为他洗尿布的水倒在了离布罗德街水井不远的排水沟里，而这个排水沟与布罗德街水井并未完全隔离。

科赫发现霍乱弧菌

1883年，霍乱又蔓延到了埃及。应埃及政府的邀请，德国著名细菌学家罗伯特·科赫在当地开展研究。来到埃及后，科赫所领导的研究小组在可怕的霍乱病流行地区无畏地工作。通过对因霍乱病死去的52名病人的尸体解剖，他们利用照相法，在死者的肠黏膜上发现了一种特别的细菌。这种形状像逗号、有一点弯曲的致病菌就是霍乱的致病菌——霍乱弧菌，这也是人类第一次看到霍乱致病菌的真面目——白色的像逗号一样的微粒。由于这一伟大的发现，科赫在返回德国时受到人们民族英雄般的欢迎，德国政府授予他二级加星皇冠勋章。1905 年，他因此成果获得了诺贝尔生理学或医学奖。

菌体短小，弧形或逗点状，运动活泼。

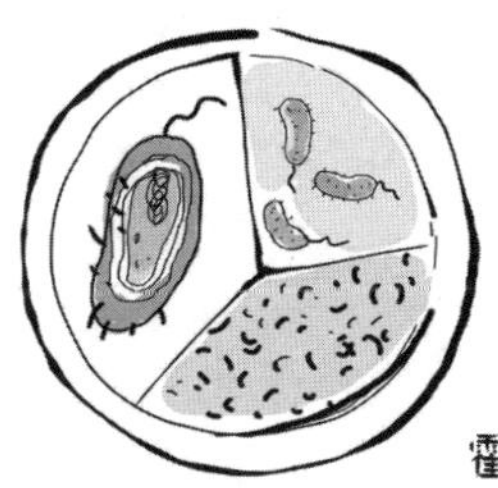

霍乱弧菌及细胞解剖图

霍乱弧菌经 2 小时干燥或在 55℃条件下加热 10 分钟即可死亡，煮沸 1～2 分钟立即死亡。霍乱弧菌在正常胃酸中能生存 4 分钟，在未经处理的粪便中存活数天。在酸碱值（pondus hydrogenil，pH）7.6～8.8 的浅水井中，古典霍乱弧菌平均存活 7.5 天，埃尔托霍乱弧菌平均存活 19.3 天。埃尔托霍乱弧菌在海水和深水井中存活 10～13 天。氯化钠浓度高于 4% 或蔗糖浓度在5%以上的食物、香料、醋、酒等，均不利于霍乱弧菌的生存。霍乱弧菌在冰箱内的牛奶、鲜肉和鱼虾水产品中的存活时间分别为 2～4 周、1 周和 1～3 周；在室温存放的新鲜蔬菜中可存活 1～5 天。霍乱弧菌在砧板和布上可存活相当长时间，在玻璃、瓷器、塑料和金属上存活时间不超过 2 天。

被征服的天国之花——天花往事

天花，听起来如此美好的名字，却有着可怕的威力。曾经有多少帝王将相对其敬而远之，又有多少黎民百姓在它的蹂躏下痛苦呻吟。回顾天花的历史，是一段全人类受苦受难以及大规模人口毁灭的历史。往事不堪回首，但幸运的是，通过天花疫苗的研发和人群接种，天花已被消灭，它也因此成为第一种被人类征服的瘟疫而被载入史册。

天花流行于人类社会，距今已有 3 000 年以上的历史。考古学家从公元前 1157 年去世的古埃及法老拉美西斯五世木乃伊的脸部、脖子和肩膀上，都找到了患天花所造成的外形丑陋、皮疹发作的印记。这就是人类历史上现在所找到的最早的一个天花病例。大约公元前 1 000 年，从事贸易的人把天花从埃及带入印度；到了 6 世纪，天花由中国经朝鲜到达了日本；11—12 世纪，东征后回国的十字军骑士们使天花在欧洲传播，以致后来的中世纪，欧洲天花呈蔓延之势；1519 年，天花随西班牙人越过大西洋进入新世界——美洲大陆；16—18 世纪，每年死于天花的人数，欧洲约为 50 万人，亚洲约为 80 万人；18 世纪，天花到达世界上最后一个尚未被它蹂躏的地方——澳大利亚，杀死了那里 50% 的原住民；19 世纪，天花依然横行无忌；20 世纪，天花依旧淫威不减，这种状况一直持续到20世纪下半叶。

阿兹特克帝国的灭亡

阿兹特克帝国位于中美洲，现今墨西哥的中部和南部。大约在12世纪末，阿兹特克族印第安人进入墨西哥中央峡谷。1325年，他们在特斯科科湖中的岛上开始修建特诺奇蒂特兰城。15世纪上半叶，阿兹特克人与附近两个部落结盟，建立起中美洲当时最为强大的部落联盟，国王蒙提祖马二世在位时，其疆域东抵墨西哥湾，西达太平洋，南部扩大到危地马拉，达到阿兹特克军事统治的巅峰。到16世纪初时，阿兹特克帝国已有大约2 500万人口，是一个美丽富饶的国度。

1519年8月16日，西班牙冒险家科尔特斯带领着508名步兵、107名水手、200名古巴印第安士兵和16匹战马，乘坐11艘帆船向阿兹特克的内陆挺进。他们带来的不仅有欧洲的枪炮，还有天花病毒。在很短的时间里，大批大批的阿兹特克人因为瘟疫而倒下。

瘟疫的流行使阿兹特克人的战斗力严重削弱，幸存者也士气低落。事实上，这种神秘的疾病只会感染阿兹特克人，西班牙人却安然无恙，似乎印证他们是战无不胜的。最后，阿兹特克帝国在瘟疫的袭击下不攻自破。

在此后的50年内，天花传遍了墨西哥各地，阿兹特克帝国的人口因为瘟疫的肆虐由2 500万锐减到300万。

天花的真相

经过几个世纪的努力，人们终于彻底认清了天花的真面目。

天花是世界上传染性最强的疾病之一，是由天花病毒引起的烈性传染病，极易在人与人之间传播，病死率为20%～40%。天花病毒为脱氧核糖核酸（deoxyribonucleic acid，DNA）病毒，属痘病毒科，此病毒在体外生活能力较强。天花病毒有两种毒株，一种是天花病毒，毒力较强，引起典型天花；另一种是类天花病毒，毒力较弱，引起类天花（轻型天花）。

天花病毒在自然界中只感染人类，天花病人是唯一的传染源。从出疹至结痂，各期皮疹渗出液与痂皮内均含有天花病毒，特别是在出疹期病人口腔、上呼吸道及食管上段黏膜形成的许多黏膜疹和浅溃疡中包含大量天花病毒，可随病人说话、咳嗽等呼出的飞沫排出体外，是天花病毒重要的传染源。重症病人胃肠道及尿道可发生病变，粪便内可带有天花病毒。

史上最强流感——1918 年大流感

1917 年，持续了 3 年的第一次世界大战进入了关键时期，巨大的战争消耗使协约国和同盟国都精疲力竭。到了 4 月，美国正式加入协约国一方，极大地改变了作战双方的力量对比，战争优势立即向协约国一方倾斜，这对于德国来说是一个致命的打击。

11 月，俄国爆发十月革命退出战争，德国终于从两面作战的窘境中解脱出来，战局似乎开始转变。1918 年 3 月 21 日，德军的实际统帅鲁登道夫上将决定集中所有兵力，发起米夏埃尔行动，英法联军节节后退。这时，美国总统威尔逊宣布美国投入战前动员，训练部队准备赴欧参战。就在各州兵营都拥挤不堪时，一场史无前例的大瘟疫悄然临近了……

1918 年 3 月 11 日，美国堪萨斯州的芬斯顿军营，炊事兵盖提御感到发热、头痛、嗓子痛，跑到部队医院检查，医生说他得的是普通感冒。可到了中午，100 多名士兵都感冒了。短短一周内，感冒人数迅速超过 500 人。尽管如此，渐渐蔓延的病情却没能引起注意。一个军医还开玩笑说，“不过是上帝的礼物，人人都有份，但没人会送命。”几天后，在马萨诸塞州的小镇昆西，3 个老百姓染上了同样的“感冒”。不久，纽约、波士顿和其他东部城镇都相继出现了类似病人，病人数量开始猛增，美国中西部地区也出现了同样的疫情。

1918 年夏，美国加入第一次世界大战，流感也和美国士兵一起漂洋过海。很快，英国人、法国人、德国人、西班牙人都病倒了。随着疫情的扩散，病毒也在进化，这种“感冒”的威力越来越大，疫情迅速波及整个世界。作为中立国的西班牙，并未像其他欧洲国家那样有意封锁有关流感的新闻报道，包括国王阿方索三世在内的 800 万人都得病的消息不胫而走。

波士顿近郊服役的一位美国军医写的一封信中提到：“……这是一种以前从没见过的肺炎，极为顽固。病人先是两颊出现红斑，几小时后从耳根到整个脸部变成青紫，几个小时后病人就会窒息而死。看见几个人死去，或许你还能忍受，但眼看着恶魔般的疫病像苍蝇一样蜂拥而来，你会禁不住毛骨悚然。平均每天要死 100 多人，情况还在恶化。我看这无疑是一种新的病菌，但又不知道到底是什么病菌……许多护士医生因此丧命，令人心痛。安叶小镇的情况惨不忍睹，每天有专列来运走尸体，没有足够的棺材，尸体就堆在一起。我负责的病房后面就是停尸房。小伙子们的尸体一长排地堆在那里，情况要比在法国战场上所看到的还要惨。一个大营房被腾空，当作临时停尸房。工作十分紧张，每天从早上 5 点半开始一直干到晚上 9 点半，太累了……”

两个月后，几乎无人幸免，士兵们因感染而大量倒下……这让一战的交战双方没办法继续打下去。枪变成了拐杖，士兵们不再英勇战斗，甚至国王、将军都倒下了，难以继续指挥战斗。据说当时的将军麦克阿瑟只能让 4 名传令兵用担架抬着他指挥战斗。对于同盟国来说，这同样不是什么好事，盟国解散，保加利亚、土耳其和奥匈帝国都退出了战争。德国在协约国和流感的夹击下，只好投降。

这一次疫情，历史上称为 1918 年大流感，一共造成了至少几千万人死亡，数亿人感染，不仅对人群的健康是一种重创，而且从某种意义上说，疫情加速了战争的结束。

1918 年大流感的第二次高潮首先于 1918 年 8 月在波士顿码头的一些水手中出现，旋即肆虐全球。这比第一次还要严重，更多的人因此丧生。第一次世界大战结束，各国军队纷纷解甲回国，亲人们欢天喜地地迎接这些在战争中出生入死的幸运儿，却未料到拥抱之后即是世纪灾难的开始，因为这些士兵几乎都是 1918 年大流感病原体的携带者。在 1918 年 10 月里的一天，仅在纽约就有超过 850 人死亡。费城则是另外一个感染严重的城市，1918 年 10 月 10 日那天共死亡 759 人。由于感染者常常是一家一家地死亡，无人认领的尸体横尸遍地，街道上行进的灵车成为一大市景。小孩子们被迫待在家里。

1918 年大流感也波及了中国，先是从广州登陆，接着蔓延至全国，当时中国报界称此疫为骨痛病、五日瘟、时疫。当年，北平有一半以上警察患病，哈尔滨有 40% 的百姓被感染，齐齐哈尔及长春的死亡人数惊人，每天都超过 100 人。

在上海出现两个流行高峰，分别在 1918 年 4 月和 8 月，在那两个季节，医院里、街道上到处都是病人。

1919 年春，1918 年大流感病原体在发动第三波袭击后，突然间消失了。

追踪 1918 年大流感的元凶

在 1918 年大流感发生时，人们并不知道是什么原因导致了如此骇人听闻的疫情，医生们认为是一种杆菌。在 1933 年流行性感冒病毒（简称“流感病毒”）被解析后，人们曾经尝试找出 1918 年大流感的真正原因，但是由于没有完整的标本和先进的技术，1918 年大流感的病原依然是一个谜。

1997 年，美国科学家杰弗里·陶贝格尔在《科学》上发表了他与同事利用遗传学技术得出的研究成果，认为 1918 年的流感病毒与猪流感病毒（Hsw1N1）十分相似，是一种与甲型流感病毒（H1N1）密切相关的病毒。一位名叫乔汉·哈尔丁的退休病理学家看到文章后决定前往阿拉斯加寻找合适的标本，并在冻土层中找到了一具近乎完美的因纽特女性尸体。

2005 年美国科学家终于重构出 1918 年大流感病毒，他们从该死者肺组织中提取到 5 个病毒基因，还有由美国人类基因组对流感病毒的全基因组分析得到的另外 3 个基因，共组成 8 个功能基因。研究发现，该病毒不仅感染人和实验鼠，而且能感染和杀死鸡胚胎，而这是禽流感才有的特性。禽流感是由甲型流感病毒引起的一种禽类传染病，大部分亚型只在禽类中传播，某些亚型可传染给人类。这是与现在流行的H1N1甲型流感极为相近的一种病毒。研究还发现这是禽类直接传播给人类的一种病毒，未经重组，与其他流行毒株有很大不同，人类没有特异免疫力。

美国和英国的两个科学家小组在2004年2月5日出版的《科学》杂志上报道，他们首次揭示了1918年大流感病毒表面的血细胞凝集素（H）蛋白质的三维结构。

近百年前瘟疫的元凶终于浮出水面。1918年暴发的大流感曾夺去了2 000多万人的生命，比第一次世界大战造成的死亡人数还要多。科学家们此次突破性的成果为这场大流感为何具有如此杀伤力提供了新解释。

来自美国斯克里普斯研究所和英国医学研究理事会两机构的科学家，利用从流感死亡者身上提取保存下来的肺部样本进行研究，对H蛋白质进行重构，得出了这种在病毒感染过程中起重要作用的蛋白质的三维结构。

他们从结构和分子水平上发现，导致1918年大流感的H1亚型病毒，病毒表面的H蛋白有可能在保持“226个氨基酸”化学特性不变的情况下，仅通过其位置的细微变化，就实现了病毒从禽类到人类的跨物种传播，H蛋白变得易于和人体细胞受体结合，从而入侵人体导致感染。这一变异不仅使得病毒能够在人群中传播，而且由于病毒保留了禽流感病毒的氨基酸特征，与人体免疫系统所熟悉的其他流感病毒不同，结果人体免疫系统无法对其进行有效识别和抵御，最终造成疾病大流行。

这一病毒之所以造成如此骇人听闻的死亡人数，可能是由于病毒进入人体后，触发了人体免疫系统的过激反应，从而导致了肺部组织的致命性损伤。加拿大公共卫生署的 Kobasa 博士等通过比较 1918 年大流感的病毒与普通感冒病毒感染实验猕猴后的临床表现发现，感染普通流感病毒的实验猕猴呼吸道临床症状相对较轻，而所有感染 1918 年大流感病毒的实验猕猴都有严重的呼吸窘迫症状，并于感染后 8 天死亡。华盛顿大学医学院教授 Michael Katze 博士认为，这一现象是病毒诱导人体产生的过度免疫应答所导致的。免疫应答的作用原本是清除侵入人体内的病原体，但机体对感染的反应过度，会导致机体损伤。1918 年大流感病毒激活人体内大量的免疫活性物质表达，其中，细胞因子白细胞介素 -6（interleukin-6，IL-6）的表达水平在病毒感染后 8 天上升到正常水平的 5 ~ 25 倍。这些免疫活性物质进一步扩大了身体的炎症反应，造成严重的免疫损伤。也就是说，通常保护人体的免疫系统反而成了致命杀手，这同时解释了青壮年发病和病死率高的原因，即这些个体的免疫系统应激反应更为强烈。

除病毒以外，还有一些原因造成了灾难的加剧。首先，当时没有现在这样规范的养鸡场，散养、混养的家禽促进了病毒传播；其次，世界大战中军队的集中与调动使这次流感迅速传遍全世界——来自四面八方的士兵聚集并使流感病毒在军营中迅速蔓延，接着士兵们乘坐狭小的船只奔赴战场，生活在封闭的营房，前线拥挤不堪，卫生条件恶劣的状况非常有利于病毒的传播和变异；另外，缺乏有效的药物和疫苗加速了感染者的死亡，疲于应付战争的政府没有立即实行有效控制措施等，导致惨剧的发生不可避免。

03 瘟疫洗礼后的公共卫生政策

瘟疫过后的社会变化

中世纪的欧洲经过瘟疫的洗礼后，人口密度在一定程度上有所降低，城市的拥挤得到缓解，为城市的重新规划提供了前提条件。政府开始全力解决城市的环境问题，防疫时期的隔离政策也让民众对卫生习惯有了全新的认识。

英国各地纷纷组建城市健康委员会，并颁布了一系列关于城市公共卫生的法令，以减少居民危害公共卫生的行为。

1361 年英国国王发布公告，严加控制在伦敦城内屠宰牲畜的行为，禁止污血流入街道或泰晤士河。

1385 年伦敦港进行了英国历史上第一次港口检疫，要求所有来自伦敦城以外的船只，船员、旅客以及货物必须在隔离区停留一段时间，以检测他们是否携带有传染性的病菌，这也是后来“检疫区”的雏形。英国许多地方当局还规定:“有传染风险的建筑要通风和熏蒸，室内家具在日光中曝晒消毒，有传染可能的衣物、被单全部焚毁。”300 年后，黑死病再次袭击伦敦，并伴随一场大火而最终绝迹。大火之后的伦敦重建规划，城市街道拓宽了，城市公共空间增加了，并且城市基础设施也改善了。

1388 年英国第一个关于卫生的法令规定：“如在城市的河流中、街道上倾倒动物粪便，罚款 20 镑。”与此同时，为了保持城市面貌的整洁，清洁人员的数量也大幅增加。

瘟疫过后的环境改善

在黑死病暴发几个世纪后，由于工业革命和城市环境的恶化，英国又受到了霍乱的困扰。霍乱成为19世纪对英国民众健康威胁最大的传染病之一，霍乱于19世纪在英国传播有多种原因。

首先是工业革命后的公共环境污染。18世纪60年代，英国率先爆发了工业革命。工业革命促进了生产力的提高，带来了社会经济的繁荣，并改变了城市的格局。蒸汽机的出现导致英国煤炭的使用量急速增长，在短短半个世纪的时间里，煤炭消耗量变为最初的6倍，巨大的煤炭使用量带来的是十分严重的环境污染。白天工厂和运输货物的火车会排放大量有害气体，到了晚上照明的煤油灯又会再次排放有害气体，在这种近乎24小时不间断的浓烟排放下伦敦获得了“雾都”的称号。

其次，工业革命带来的机器化大生产导致城市中劳动力的需求不断增加，人们纷纷从农村涌入城市，导致英国农业人口锐减，城市人口瞬间增长，城市规模急剧扩大。1750年前后，只有1/5的英国人住在5 000人以上的城市里，而到了1850年，居住在这样城市中的人已经占到了总人口的3/5。城市人口的迅速膨胀使得城市的居住环境越来越拥挤。在曼彻斯特，地下室的一张床可以睡三四个人；在格拉斯哥，1/3 的工人家庭挤在一个房间内生活。除了居住空间不利于人休息以外，空间上的拥挤也会给人们的健康带来许多负面影响。

此外，与拥挤的住房相伴随的是恶劣的卫生环境。这一时期工人的住房，不仅通风条件差，而且常年没有阳光，潮湿阴暗。英国许多新兴工业城市缺乏完善的城市公共卫生设施，在很多工业城市，公共厕所数量严重不足，出现了 200 多人共用 1 个厕所的情况，不少厕所连排污沟也没有。人们无法及时如厕，加上排污设施不足，导致街道上会有排泄物，非常肮脏。此外，城市管网的供水能力严重不足，很多地方没有供水设施，人们的饮用水也只能从水井或河流中获取。后来，人们证实水源污染是 19 世纪英国霍乱最主要的传播途径。城市下水道系统极不完善，大众生活区粪便堆积，极易污染饮用水源，而这些都是霍乱弧菌滋生和传播的温床。

城市环境日益恶化，社会改革迫在眉睫，英国首先在公共卫生领域拉开了改革序幕。这一时期的卫生革命很大程度上都是在解决城市的环境问题。政府通过加强立法、建立卫生机构、治理城市水源与供水改革等措施，促进了国家公共卫生体系的完善。

1825 年，罗伯特 · 欧文（Robert Owen）提出为大众建造公共园林的主张。1833 年，由英国下议院选举出的英国特别委员会提出了《特别委员会关于公共散步场所的报告》（*Report from the Select Committee on Public Walks*），详细指出了英国底层人民恶劣的生活环境及其对于城市中绿色空间的渴望，结尾提出了为脏乱地区开辟更多空间，同时建设允许人们散步游玩的公共场所的建议。1835 年，《市政机关法》（*Municipal Corporations Act*）出台，法案对英国政府的工作内容和部门职责进行了更详细地规定，明确建立卫生局、济贫委员会以及城市管理、住房建设、设施建设等相关职能部门来进一步提高城市的居住空间环境。这一系列举措使得职能部门的分工更加专业明确，为城市的良性发展打下了坚实的基础。同年，针对 1833 年报告中提出的“考虑以最佳的方式，保留邻近城镇人口密集地区的开放空间，作为公共散步和锻炼的场所，以提高居民的身体健康水平与生活的舒适度”这一提议，议会通过了“私人法令”。法令中明确指出如果一个城镇中绝大多数的纳税人有对于公共绿色开放空间的建设需求，那么英国政府允许该城镇使用税收建立城市公园。3 年后，英国报告针对改变土地使用权和所有权的前提做出进一步要求，即只有在圈地过程中，保留能够满足居民活动的开放空间，圈地才能获批。1838 年的报告还允许使用税收来建设下水道、环卫、园林绿地等城市基础设施。此后，英国的一些城市开始建设图书馆、博物馆、画廊等公共服务设施，还拓宽了街道，并建设了多个广场等城市开放空间供市民活动。

为遏制霍乱暴发，政府还对城市供水与排污系统进行了改革。议会成立了大都会下水道委员会，要求所有新建住宅都必须连接污水渠。此举导致大规模城市污物向河流转移，加重了泰晤士河水体污染。政府采取减少河流污染的措施，并加速了下水道系统的建设。1854 年霍乱后，英国政府开始真正关注饮用水问题，这是一个迟来的进步。在之后的十多年里，伦敦和其他大城市的环境和公共卫生建设都有了相当大的改善。

居民的环境卫生意识也在城市重大公共卫生事件过程中得以提升。市民意识到建设良好城市环境的必要性，都开始自觉维护公共环境，不再到街道上随意倾倒垃圾或排泄物。这样既控制了病毒的传播扩散，又改善了城市的公共卫生环境。正因如此，国际上又把黑死病之后西欧城市卫生的整治，称为人类历史上的“第一次城市卫生革命”。

04 疫苗的前世今生

以历史的视角来看，几千年来，人类在瘟疫中习得了公共卫生知识，整体的卫生条件得以改善，在很多方面取得了巨大成就，但并没有改变人类面对瘟疫一直处于防守位置的局面。18 世纪，疫苗的出现以及后来抗生素的发明给人类应对瘟疫带来了一线曙光，自此，人类走上了主动防御的探索之旅。

疫苗的作用在于，可以在非传染病流行期间，也就是在传染病流行前就大规模接种，帮助人群建立起群体免疫力。疫苗一诞生就以帮助人类战胜传染病为使命，在其两百多年的发展历程中，消灭了天花，极大遏制了脊髓灰质炎、麻疹等严重危害儿童健康的传染病，每年阻止了千百万人死于传染病，疫苗接种逐渐成为人类防控传染病最有效、最优先、最经济的手段。

牛痘：古代中国的免疫实践

爱德华·詹纳（Edward Jenner，1749—1823 年）发明牛痘是免疫学发展中的重要里程碑事件，但早在一千多年前，人类就已经开始尝试利用病原体对传染病进行治疗。尽管那时的人们还没能建立科学研究体系，不可否认的是，这些尝试为人类应对传染病积累了重要的经验。这一历史可以追溯到 4 世纪中国东晋时期医学家葛洪。

东晋医药学家葛洪在《肘后备急方》中记载了有关医治癫疯狗病的方法——“乃杀所咬犬，取脑敷之，后不复发”，描述了应用病犬的脑髓敷伤口以防治（可能的）狂犬病。其记载的方法放在今天看似比较原始，但古人经验治疗狂犬病的记载，已隐约可见现代免疫学思想之萌芽。

至 16 世纪中叶，即明代隆庆年间（1567—1572 年），宁国府太平县已流行人痘接种法。后来，万历天启年间（1621—1627 年），程从周的《茂先医案》、周晖的《金陵琐事剩录》等书中有关于种痘的记载。当时已有几种种痘法。

第一种是痘衣法。取“所贮痘浆”沾染于衣服上，给小孩穿，种痘后的小孩，三日发热，三日见痘，十日而愈。这种“所贮痘浆”并不是直接取自天花病人身上的痘浆，而是为次第接种而专门收集的、病毒毒性已减轻的痘浆。用痘衣法是比较原始的种痘法，成功率较低。

第二种是痘浆法。将病人痘浆放于鼻腔，痘即自出。后来多用此法，称为鼻苗或鼻痘。

鼻苗后来分为水苗、旱苗二种：水苗即以痘痂研粉调水，用棉花蘸上此痘浆塞入小孩鼻孔；旱苗即以痘痂研粉，仍用棉花蘸上痘痂之粉塞于小孩的鼻孔，并能使痘发出。

接种方法上，古人也有摸索，一种为种苗，即用鼻苗发出的痘痂研粉为苗；另一种为时苗，即用真正的天花病人的结痂来接种。实践证明种苗最为稳妥，时苗常常带来真正的天花感染，很危险。所以后来多用种苗，其后更加改进，把这种种苗递相接种，四季不断，毒性越来越小，接种此种鼻苗十分安全，而时苗逐渐被淘汰。

有关种痘的书籍，明代董其昌（1555—1636 年）的《玄赏斋书目》中已著录《种痘书》一册。清乾隆六年（1741 年），张琰所著《种痘新书》，则为现存较早的人痘接种法的专著。

18 世纪，我国人痘苗接种预防天花的方法引起邻国的注意，俄国最先派人前来学习。后来此方法由俄国传至土耳其，当时英国驻奥斯曼帝国大使夫人玛丽 · 沃特利 · 蒙塔古夫人在土耳其见到种痘预防天花效果显著，就把这种痘的方法带回英国，后又传至北非、印度。朝鲜、日本的人痘接种法也是由中国传入，当时日本派痘师来中国学习此类种痘法。

人痘苗预防天花的方法得以推广和验证，是人类尝试利用传染病病原遏制传染病的探索。

虽然采用人痘苗接种预防天花的方法诞生的年代较为久远，但它与几百年之后的牛痘之间存在着一定的区别。首先人痘苗只有在天花流行时，才能从天花病人身上获得。获得病毒、保存病毒都有一定困难；且人痘苗的毒性强，即便稀释，也有一定的危险。牛痘是从牛身上获得病毒，即便人类中没有天花流行，它也存在，可以获取，牛痘病毒传染给人的症状较轻。相对于人痘，牛痘更容易获得，而且更安全。看起来是一小步的转化，其实是在免疫学领域的一大步跨越。

牛痘的诞生

玛丽·沃特利·蒙塔古夫人是英国多才多艺的作家、诗人，1714 年，她的丈夫出任驻奥斯曼帝国大使，蒙塔古夫人随夫同住伊斯坦布尔，1722 年*她将人痘苗的方法带回英国，在健康人的皮肤上划上伤口，再把天花病人的结痂取来接种到伤口里，这种方法确实降低了天花的发病率，但是有相当多数量的人因为接种而患上了天花死去。正是在这样的背景下，英国医生爱德华·詹纳分析、调研了天花牛痘的可行性，并于 1798 年完成《天花疫苗因果之调查》的手稿，公布了牛痘能预防天花的试验结果。因为这篇手稿，牛痘接种法被迅速而广泛地应用。

1796 年，詹纳将正在出牛痘的女孩皮肤上水疱中的液体接种到一个 8 岁健康男孩身上，堪称医学史上最为冒险的一次实验，詹纳也被誉为免疫学之父。

当詹纳还是一个年轻的医学实习生时，他就开始思考从乡村挤乳女工那里听到的一件事。女工认为她从不为感染天花担忧，因为她已经感染过一次牛痘了。牛痘是一种极其温

---

* 也有资料显示是 1721 年。

和的疾病，很常见，从乳牛的乳房转移到挤乳女工手上，引起小脓疱疹子，过几天就好了。牛痘类似于天花，但是病情轻得多。在詹纳当乡村医生的英国格洛斯特郡乡村地区，牛痘可以对天花产生免疫已经是普遍的认识。

如果一个人幸免于轻微的天花，他或她就会对下一次感染具有免疫力。事实上，有些医生已经给少数富人接种过这种温和的牛痘，以保护他们不受18世纪席卷欧洲的天花大流行的传染。接种牛痘不仅很花钱，而且其危险程度几乎和疾病本身一样。接种过程有时甚至会致命，并且往往给病人留下丑陋的疤痕。

詹纳几乎用了20年研究这个问题，对种牛痘者和天花病人作了详细记录。1796年5月，他做了一个试验。他从受感染的挤乳女工手上取得牛痘脓液，在一名叫菲普斯（James Phipps）的8岁小孩身上"种痘"。正如詹纳期望的那样，小孩染上了温和的牛痘，也和詹纳希望的一样，他很快就恢复了。两个月后进行下一步，这时詹纳给小孩接种致命剂量的天花。这是非常危险和有争议的试验，放在今天是不被允许的。

通过重复试验，詹纳得出结论：牛痘病毒与天花病毒极其相似，因此身体能够同时对这两者产生抵抗性，但是牛痘症状非常轻微，种痘后只会引起轻微的不适。

詹纳发表了他的研究结论。尽管起初有人怀疑，遇到阻力，但在1800年英国还是完全接受了种痘，并很快被世界其

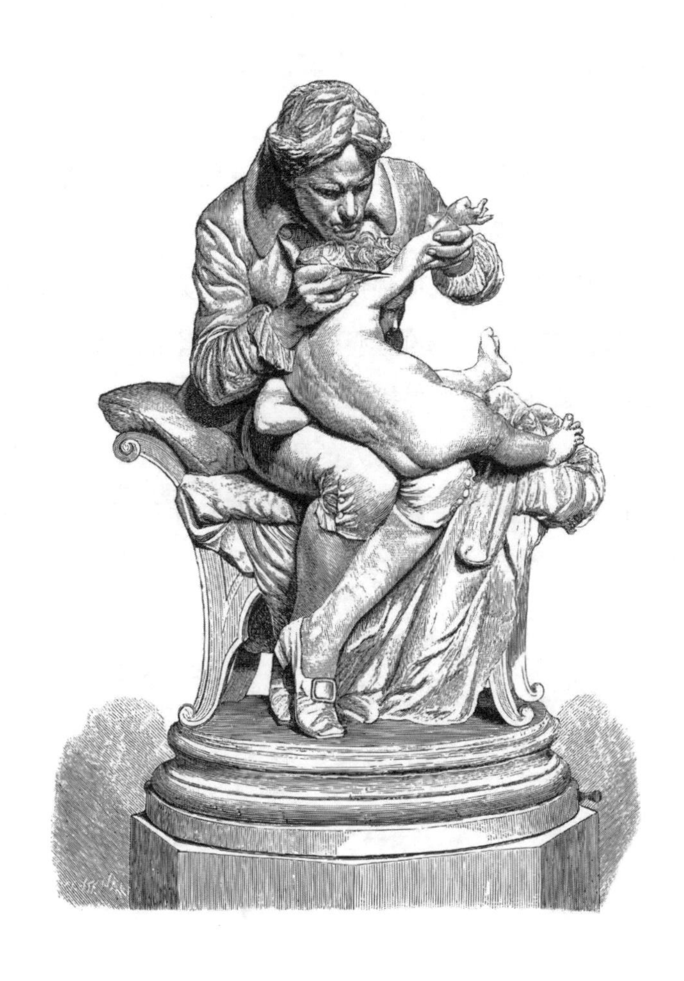

▲ 詹纳给孩子种痘的塑像

他地方采纳。值得一提的是，詹纳本人在他家乡的庭院里，每天要给 300 多位穷人种痘。到了 1800 年，估计有 100 000 人获得了对抗天花的免疫力。许多国家很快实施强制性种痘，在这以后，天花发病率急剧下降。

詹纳的试验成功了，世界上第一种有效的疫苗诞生了。但是当时没有人能确切地知道，为什么天花疫苗有效，或者是什么因素引起这种或者那种疾病。尽管后来发现，天花种痘术并不是终身有效，还必须重新激活或者后续增强，然而，詹纳的措施不仅使世界摆脱了一种可怕的疾病，而且建立了免疫学这门科学，还为后人的研究打开了通道。后来的科学家巴斯德等人触类旁通，探寻出了更多针对其他疾病的治疗和免疫方法。

狂犬病疫苗

作为细菌学理论的创建者、食物消毒中巴氏加热杀菌法的倡导者，以及狂犬病疫苗的发明者，路易斯·巴斯德（Louis Pasteur，1822—1895 年）的名字家喻户晓。

巴斯德在 19 世纪 60 年代提出的细菌学说是生命科学史上的重大突破，从此确认微小的生物体是引起传染性疾病的媒介，使许多从事公共卫生的人们找到了解决问题的办法。

1885 年，法国微生物学家、法兰西学院院士巴斯德为一位被狂犬咬伤的 9 岁小男孩约瑟夫（Joseph Meister）打下人类第一针狂犬病疫苗，一个月后，男孩康复。巴斯德成为世界上第一个能从狂犬病中挽救生命的人。为纪念他对人类抗击狂犬病的巨大贡献，联合国指定巴斯德去世纪念日，即每年 9 月 28 日为世界狂犬病日。

到了 19 世纪 90 年代，多种细菌被识别并确定它们与某些疾病和传染病相关，还找到了消灭它们或者至少控制其传播的新方法，并引进到医院和外科手术中。但是还有一些疾病依旧难以解释，似乎更难对付——狂犬病就是其中之一。巴斯德推测，也许与之有关的生物体小到一定的程度，即使通过显微镜也难以看到。

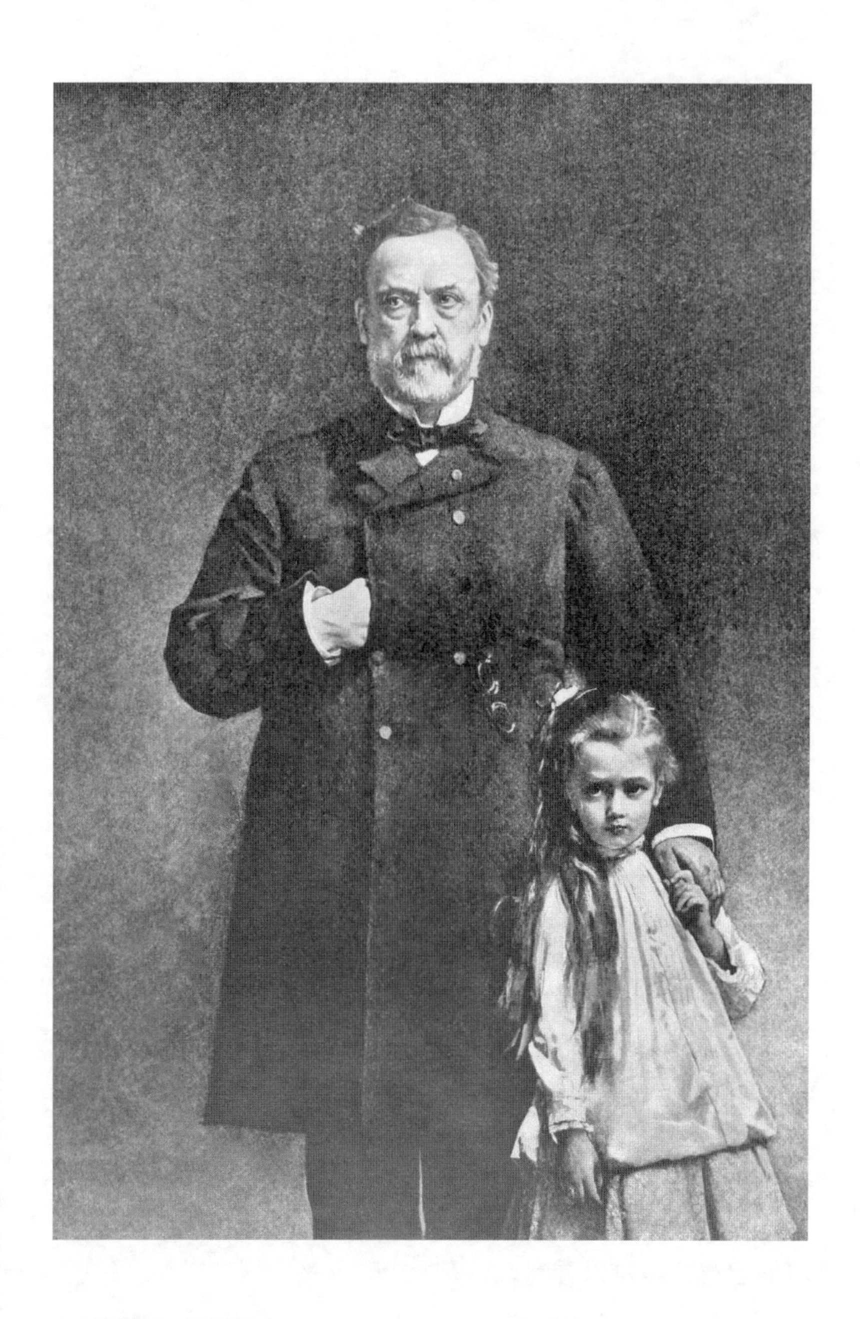

▲ 路易斯·巴斯德（Louis Pasteur，1822—1895 年）

后来的研究证明了巴斯德的推测：病毒也是一类疾病的成因。

巴斯德曾有三个子女死于传染病（伤寒），这让他痛苦不已，此事激发了他去研究治愈各种致命传染病的方法。后来他发现狂犬病病死率是最高的，为了挑战这一难题，巴斯德开始着手研究对付狂犬病的方法。

巴斯德认为致病性微生物在特殊培养之下可以减轻毒力，变成防病的疫苗。因此他大胆地从一位 5 岁狂犬病病人身上采集唾液稀释后注射到兔子体内，兔子相继发病死去。巴斯德又接着采集这些死兔的唾液稀释后继续注射到其他健康兔子体内，毫无例外这些兔子也都死掉了。如此重复试验 100 多次后，巴斯德怀疑这种人畜共患的疾病是作用于神经系统的。于是他打开病兔子的颅骨，提取病原体并进行培养，稀释成不同浓度继续给兔子试验。

直到将“毒性最弱的病原液”注射于狗，这只狗在 28 天后恢复正常。隔一段时间后，又给这只狗注射“毒性最强的病原液”，这只狗成功地活了下来。巴斯德推论出狂犬病病毒应该都集中于神经系统，因此他大胆地从病死的兔子身上取出一小段脊髓，悬挂在一支无菌烧瓶中，使其干燥。将干燥后的脊髓和蒸馏水混合注入狗的身上，狗都神奇地活了下来。众所周知，这就是一种减毒活疫苗。

这只狗的存活坚定了巴斯德研制疫苗的信念。他相信这种从病死兔身上抽出脊髓放入完全消毒的瓶中干燥，14 天后取出并研碎加水制成的疫苗可以用在人体上。1885 年 7 月 6 日，感染狂犬病毒的男孩约瑟夫（Joseph Meister）的出现，是巴斯德试验成功的开始。

与现代细胞培养疫苗相比，巴斯德一百多年前用动物脊髓组织培养的狂犬病减毒活疫苗，在安全性和有效性方面都有严重的缺陷。按现代狂犬病疫苗的质量标准，巴斯德当年的狂犬病疫苗或许是不合格产品。但巴斯德发明的狂犬病疫苗，在当年就是利大于弊，也为其他一系列现代疫苗的发展奠定了基础，开创了人类防治传染病的新时代。经过无数科研人员的努力，多次的更新换代，最终发展成现代的用细胞培养的灭活狂犬病疫苗。

疫苗发展日新月异

1886 年，Salmon 和 Smith 证明了加热灭活的鸡霍乱弧菌同样具有免疫力，首创了灭活疫苗。20 世纪出现的病毒和细菌培养技术、无菌控制技术、合成培养基与无血清培养基等新技术，开创了疫苗学发展的新纪元。特别是 20 世纪中后期进入了疫苗发展的黄金时代，科学家陆续成功研制出一系列新疫苗，包括目前儿童免疫程序中常见的脊髓灰质炎疫苗、麻疹减毒活疫苗、腮腺炎疫苗、风疹疫苗等。其中大部分疫苗是通过直接模拟自然感染途径和用传统手段制成的减毒或灭活疫苗。近些年来，随着多糖蛋白结合和 DNA 重组等技术问世，科学家又研发出了用于预防肺炎、脑膜炎、乙型肝炎以及人乳头状瘤病毒（human papilloma virus，HPV）感染等的疫苗。

如今，有 70 余种疫苗正在市场上销售，它们可以预防 11 类细菌性疾病，如白喉、破伤风、百日咳、炭疽、结核病、鼠疫、伤寒，以及由 b 型流感嗜血杆菌、脑膜炎球茵、肺炎球菌引起的细菌性疾病；还可以预防 17 类病毒性疾病，如甲型肝炎、乙型肝炎、戊型肝炎、脊髓灰质炎、流感、狂犬病、乙型脑炎、黄热病、麻疹、腮腺炎、风疹、水痘、带状疱疹、天花、病毒性肠胃炎、肠道病毒 71 型（enterovirus 71，EV71）引起的手足口病以及 HPV 引起的病毒性感染疾病等。

05 医海拾珠

中国公共卫生领域杰出代表及成就

在中国公共卫生发展史上，有很多杰出的科学家和公共卫生管理者为其发展鞠躬尽瘁，比较有代表性的是伍连德、顾方舟，我们以水滴折射大海，通过介绍这两位代表性人物的工作来展示中国公卫人的风采。

89 年前，第一位获得诺贝尔奖提名的中国人

1910 年 11 月，我国东北地区暴发了极其严重的鼠疫，疫情如水银泻地、似烈火燎原，难以阻挡。病人主要病症为先发热、咳嗽、咯血，不久即死亡，死后皮肤呈紫色。当时，从政府官员到普通百姓对疫情都几乎一无所知，更无良药可用。彼时临近春节，人员流动频繁，疫情蔓延的势头难以遏止。疫情很快从哈尔滨扩散到长春、沈阳，进而传到天津、北京。在清政府外务部右丞施肇基的鼎力推荐下，清政府选派伍连德 * 担任全权总医官并领导防疫工作。伍连德不辱使命，用将近 4 个月的时间控制了这场鼠疫流行。之后，伍连德先后指导控制了两次霍乱流行（1919 年、1926 年）和东北第二次鼠疫流行（1920 年）。

---

* 伍连德（1879—1960 年），马来西亚华侨，公共卫生学家，医学博士，中国检疫、防疫事业的先驱，中华医学会首任会长，北京协和医学院及北京协和医院的主要筹办者，1935 年获得诺贝尔生理学或医学奖提名。

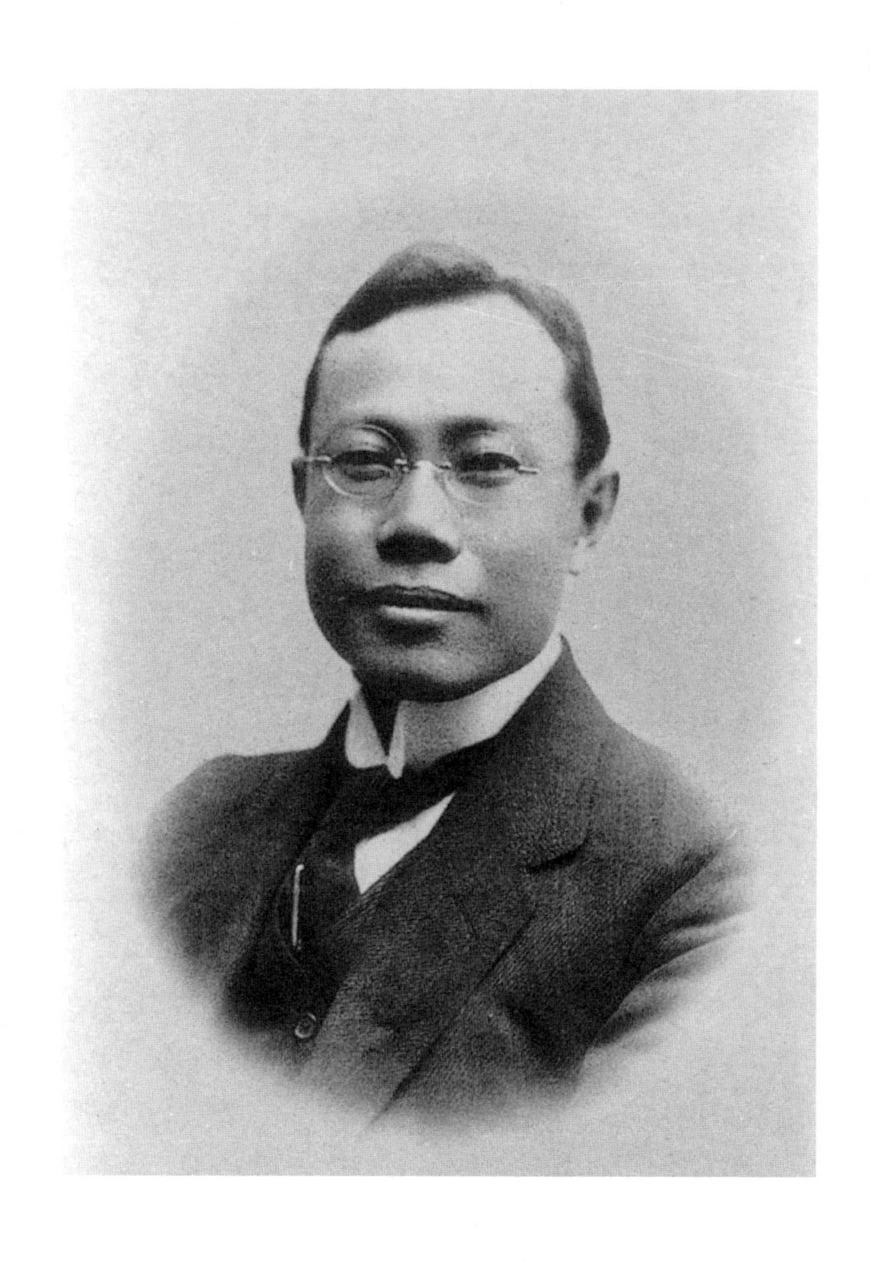

▲ 伍连德（1879—1960 年）

科学认识疫情来源

疫情人命关天，一旦暴发就成为一件刻不容缓的大事。伍连德和助手林家瑞于1910年12月24日抵达哈尔滨，立即深入重疫区傅家甸（今哈尔滨道外区）。伍连德认为，防疫首先要认识疫情来源，避免出现“凡遇病症，多不知其病原，如时症、疫症、传染病等症，究以由何发生及应如何预防之法，莫不愕然无以应”。伍连德具有尊重事实的科学求真精神，他从鼠疫发生来源、感染途径、病人尸体处理等方面，对疫情展开全面细致的科学调查，为采取合理的防控措施奠定科学基础。传统观点认为，鼠疫是通过老鼠及其身上寄生的鼠蚤传播的。当时法国医生梅斯尼（G. Mesny）协助中国抗疫，他坚持防鼠疫就应大力灭鼠的观点。伍连德一开始就怀疑这个观点，因为当时东北寒冷的天气并不适宜鼠蚤滋生，而疫情蔓延却如此之快。为了准确认识鼠疫来源，伍连德不盲从外国专家的判断，冲破各种社会阻力，冒着受感染的巨大风险，与助手共同解剖病人尸体，用显微镜对病人器官切片进行病理观察。伍连德凭借其丰富的微生物学知识，敏锐地发现了病人的病原体是鼠疫耶尔森菌，可以通过呼吸道和飞沫实现人传人，就将这次鼠疫命名为肺鼠疫。这个观点却遭到外国专家的质疑，伍连德与他们据理力争。不久，梅斯尼在没有任何防护的情况下接触鼠疫病人而感染，临死前（1911年1月11日）他才相信伍连德的判断是正确的。梅斯尼是在中国疫区殉职的第一位外国医生，他的去世唤醒了许多人的自我防护意识。在严谨的解剖观察基础上，伍连德证实了这场疫病无须通过动物媒介就可以实现人际传播，为防控疫情提供了关键的科学信息，明确了鼠疫防控的方向。在防疫实践中，他总结形成了肺鼠疫学说，对肺鼠疫的流行病学、病理学、临床特征、传播方式、防治原则与方法等都有详细的论述。1911 年 7 月，伍连德组织中俄专家联合考察组赴满洲里和西伯利亚对鼠疫进行田野调查，发现了野外染疫死亡的啮齿类动物旱獭。最终确认鼠疫耶尔森菌的中间宿主除了家鼠、野鼠之外，还有野生旱獭。其研究结论形成了《关于旱獭与鼠疫关系的调查》一文，发表在世界著名医学杂志《柳叶刀》上，这为人们禁止捕猎、食用和保护野生动物提供了科学依据。总之，伍连德坚持用科学的态度和方法认识鼠疫疫情，创立了控制传染源、切断传染途径、提高人群免疫力的防疫新思想。

科学阻断疫情传播

疫情发生后，最可怕的是病原体通过人员流动而不断向外传播，使疫区面积不断扩大。伍连德在一开始到医院查看时就感到十分震惊：病人病房和普通病房没有分开，且病房门敞开着，与外界没有隔离和防护。伍连德就指出："控制烈性传染病的流行，最重要的是切断传播途径。"为控制疫情，防止疫情向外扩散，他采取了多种措施来阻断病原体传播。

隔离病人

由于鼠疫疫情暴发正值寒冬，人们往往待在密闭严实的室内，空气不流通，容易交叉感染。伍连德就把隔离病人及其家属的工作放在首位，将疫区分为若干区域，每区派医生和军警人员逐屋检查，发现病人立即送到新设立的医院治疗，其家属则被送到隔离所。在地方官员的配合下，伍连德征用了学校、客栈、教堂、公共浴室、茶楼、剧院等场所作为临时医院，将病人、疑似病人与外界隔离开来，还借来一些火车车厢改成隔离医院。伍连德还组织地方政府及时向民众宣传科学防疫常识，并纠正一些错误行为。例如，一些人不愿送患病家属到医院隔离，最终导致全家感染死亡；还有一些人将病人尸体随意抛弃到荒野等。政府除了公开疫情、对民众讲明以上错误行为的危害，还严格规定“家里若有鼠疫感染者必须送医隔离，疫死之人必须消毒掩埋，对于不肯照章办理者进行惩罚，官府可以指名拿办，按例问罪。”可见，伍连德采取的隔离措施具有强制性。

焚烧疫尸

当伍连德得知哈尔滨郊外有 3 000 多具病人尸体因天寒地

冻、无法掘地下葬而用薄棺暴露在外，就立即意识到这是一个极其危险且庞大的病菌库，尸体还面临着被老鼠啃食加速疫病扩散的可能性。为了防疫工作、为了保全更多正常人的生命，伍连德冲破入土为安的世俗禁锢，顶住社会舆论压力，立即建议政府焚烧病人尸体而彻底消除传染源。1911 年 1 月 30 日，在哈尔滨城北的公共墓地，伍连德指挥了近代中国历史上第一场为消灭疫病传播的集体火葬。当时的《远东报》曾报道："闻日前，在东四家焚烧疫尸，防疫局委员等皆不欲往前监视，伍医官自赴该处点查尸数，亲视焚烧，俟焚化净始行回局。"疫尸被焚烧之后，当地的疫情很快有了明显好转。至 1911 年 3 月 1 日，哈尔滨再无一人死于鼠疫。

管制交通

东北鼠疫暴发后，不少民众逃往关内，增加了疫情向外输出的风险。伍连德认为："现在东三省鼠疫流行，预于山海关一带设局严防，认真经理，毋任传染关内，以为民生。"于是，伍连德建议政府实施铁路和结冰河面等交通阻断，尤其是对东北开往关内的铁路各站点进行严格检测控制。1911 年 1 月 21 日，清政府发布命令"将京津火车一律停止，免致蔓延"，关内外铁路交通完全停运。可以说，实施交通管制对防止疫情扩散起到了关键作用。

推广口罩

由于已证实病菌可以通过飞沫经人的呼吸道传染，伍连德设计了一种用棉纱制作的口罩：采用两片纱布，内置一块吸水药棉，两端剪开作为绑带，挂在两耳，可遮挡人的口鼻。其特点是简单易戴、价格低廉（成本仅为当时货币值的两分半），易被人们广泛接受，被称为伍氏口罩。伍连德要求医生必须戴上口罩才能工作，并劝说清政府在民众中强制推广使用口罩。无疑，口罩的推广使用有效地阻断了疫情的人际传播。

科学救治疫病病人

在东北鼠疫暴发初期，医护人员在无任何防护的情况下直接对疫病病人进行诊治，增加了感染风险。伍连德对病人和疑似病人进行药物治疗，并对其进行连续观察，保证治疗效果后再出院。此外，伍连德对疫区进行分区管理，每区民众不得跨区活动。防疫医院根据患病程度分别设立疫症院、轻病院、疑似病院和防疫施医处等，针对不同人群采取不同的救治措施。对于疑似人群，每日诊察，测量体温。若连续 7 天体温正常，则可解除隔离。伍连德还安排人用硫黄、石灰、石炭酸、甲醛（又称福尔马林）等对疫区进行消毒，以净化环境、防止传染。他还邀请外国医学专家共同分析疫情，积极寻求有效的防疫方案。

科学布局国家疫病防控机制

当东北地区不再有新增疫病病人出现时，意味着这场席卷东北、波及华北、导致约6万人丧生的疫情得到完全遏制。但是，伍连德对疫病一直保持着清醒的头脑和忧患意识。他意识到疫病有卷土重来的可能性，需要在国家层面提前安排好疫病防控机制——推动建立政府公共防疫机构。在疫情防控过程中，伍连德深知组织协调全社会各方力量联合抗疫的重要性。1912年，他呼吁政府创建东三省防疫事务总管理处并出任处长和总医官，把防疫工作当作政府的日常事务，实行统一管理，使防疫协调工作制度化、体系化、常态化。之后，他相继在哈尔滨、满洲里等地组建六所直属防疫医院，形成行政与医院一体的防疫机构，汇聚人才并建立专业的防疫队伍。上述医院可实现平时应诊、疫时防疫、监测疫情的功能。在此后出现的霍乱和鼠疫都得到了及时有效的遏制，死亡人数比之前大幅下降。以伍连德为会长的中华医学会自成立后，一直奔走呼号，倡导公共卫生立法。最终促成北洋政府内务部颁布了《传染病预防条例》《检疫委员会设置法规》《火车检疫法规》《清洁、消毒方法》等一系列法规。伍连德认为，在疫病发生时，必须有充分收治病人的地方。因此，他十分重视开办现代医院。他指出："卫生之机会与治疗之能否适宜精切，其键皆操之于医，尤操之于医院，故谓医院为强国之原，非过论也。”他先后参与创建中国早期现代医院，包括北京中央医院（1918，今北京大学人民医院）、第一所大型军医院——东北陆军医院（1922，今沈阳中国人民解放军北部战区总医院前身之一的中国人民解放军第 202 医院）、南京中央医院（1932，今中国人民解放军东部战区总医院）等。在防疫过程中，伍连德发现在民众中间普遍存在着不良的卫生习惯。他指出：“该疫实为中国举办防疫之起点，树公共卫生之基础。”他敦促政府宣导改良传统习俗，甚至要从民族存亡的高度倡导公共卫生，宣传防疫知识，设立卫生机构；要求民众养成良好的卫生习惯，如不随地吐痰、不吸烟酗酒、注意消毒传染病病人的用具和排泄物、不吃不洁腐败食物、讲究饮食起居卫生和运动等。伍连德还提倡分餐制，设计了旋转餐台。通过上述举措，可增强民众体质，养成卫生习惯，减少疫病交叉感染。

针对当时外国列强控制中国卫生检疫的现实，伍连德坚持建立中国自己的检疫体系，这样才能更好地把好国门，防止疫病境外输入。在 1911 年东北鼠疫疫情结束后，伍连德就主张：“为国家主权计，为民族健康计，要自己办检疫。”他还于 1926 年提出“海港检疫、当与时并进、不容缓图”的观点，反映了他与疫病抗争、保障国家安全的责任担当。在伍连德的努力下，中国政府逐步收回了海港检疫主权。全国海港检疫管理处于 1930 年 7 月 1 日在上海成立，伍连德担任处长。他主持制定了中国历史上第一部《海港检疫章程》，将中国防疫检疫事业从无到有、从弱到强逐步建立起来。

伍连德多次领导抗击鼠疫、霍乱等流行病，在我国创办医院、医学院校、医学研究会、医学杂志和防疫机构等，团结带领中国医学界开创中国现代医学研究、医学教育、医护人才培养之先河，推动国际医学交流合作，并从外国列强手中收回中国海港检疫主权，保障了公众健康，维护了国家尊严。1927 年，伍连德获得国际联盟卫生组织（今世界卫生组织）授予的“鼠疫斗士”称号。1935 年，伍连德获得诺贝尔生理学或医学奖提名，这是世界上第一位获得诺贝尔奖提名的华人。后来公开的资料表明，伍连德被提名诺贝尔生理学或医学奖是基于他“从事肺鼠疫研究与防治实践，以及发现旱獭在其中的传播作用”。

虽然所处时局多变，但伍连德洁身持正、初心不改，在医学研究、防疫事业上取得的卓越成就，为其赢得了许多世界性荣誉，在近代中国具有极大的社会影响力。诚如梁启超所言：“科学输入垂五十年，国中能以学者资格与世界相见者，伍星联（伍连德，字星联）博士一人而已。”

从“糖丸爷爷”到疫苗出口，在根除脊髓灰质炎的路上中国为世界做了什么

当下，日新月异的医学科学技术帮助人类有效控制了一个又一个疾病，曾经每年致死百万人的天花，已经在全球范围内被彻底消灭。而下一个最有望在全球范围内被根除的疾病就是小儿麻痹症，学名脊髓灰质炎。对此，中国做出了不可磨灭的贡献：中国发明的“糖丸”（口服脊髓灰质炎减毒活疫苗，live oral poliovirus vaccine，OPV），将不易贮存的液体疫苗转化为固体形态，大大方便了疫苗接种，提升了疫苗的接种率；当下，中国研发和生产的脊髓灰质炎减毒活疫苗也在批量出口，协助全球消灭脊髓灰质炎。

脊髓灰质炎病毒属于微小 RNA 病毒科（*Picornaviridae*）的肠道病毒（enterovirus），主要通过消化道传播。病毒经口进入人体，感染口、鼻和喉部细胞。没有接种过疫苗的人只要接触过被病毒污染过的环境或人，就有可能患病。多数的脊髓灰质炎感染者可以通过自身免疫力而痊愈，但有少数人会由于病毒侵袭神经系统导致不可逆转的瘫痪，留下终身残疾，严重的还会因呼吸肌麻痹而死亡。这不仅仅给个人、家庭带来巨大的损失，大面积的发病还会使人群丧失劳动力。

90% ~ 95% 的脊髓灰质炎病毒感染是无症状的，其有

7～14日的潜伏期，这就使这种病出现症状被发现的时候就已经为时晚矣，从而导致了大面积、区域性的感染病例。

中国曾经就是一个脊髓灰质炎肆虐的国度。

中华人民共和国成立前，中国基本没有形成关于脊髓灰质炎的科学病例记载，中医笼统地称之为风疾、小儿惊瘫，譬如写下“得成比目何辞死，愿作鸳鸯不羡仙”的初唐四杰之一卢照邻，就是一名被诊断为患了风疾的残疾人。由于医学不发达，人们始终不明白这究竟是什么原因导致的。

自20世纪50年代起，中国就有疫情出现的记录：国家法定传染病报告制度于1953年建立，乡、县医院通过邮政系统向卫生部报告脊髓灰质炎病例数。

民众对脊髓灰质炎是充满恐惧的：1955年，江苏南通暴发大规模疫情，1 680人染病，其中466人死亡。为躲避病毒，7月的暑天，家家户户不惧潮湿闷热的气候，皆紧闭着门窗，不让孩子出门玩耍。

到了20世纪60年代初期，在广泛使用的口服脊髓灰质炎减毒活疫苗之前，中国每年报告20 000～43 000例的脊髓灰质炎病例。1964年为病例高峰年，报告了43 156例脊髓灰质炎病例。这引起了国家领导人的高度重视，控制这一可怕疾病成为新中国的公共卫生工作重点之一。

实际上，早在1960年，科学家们就已经自行成功研制脊髓灰质炎减毒活疫苗，并于1963年成功研制出便于全国广泛推广的固体剂型——“糖丸”。它的发明者，就是被称为“糖丸爷爷”的顾方舟*。

经过反复试验和审批后，这种疫苗于1965年开始在全国逐步推广使用，并在每年冬季的对易患儿童实施口服脊髓灰质炎减毒活疫苗接种。自此，中国脊髓灰质炎的发病率和死亡率急剧下降，20世纪70年代的发病数较60年代下降37%。

更突出的转折点是在1978年，口服脊髓灰质炎减毒活疫苗被纳入新建立的计划免疫规划项目中。随着在全国接种活动和常规免疫接种服务中越来越多地使用疫苗，脊髓灰质炎病例数大幅度减少。

进入20世纪80年代，全国实施计划免疫，加强冷链建设和常规免疫活动，口服脊髓灰质炎减毒活疫苗接种率进一步提高，脊髓灰质炎的报告发病数进一步下降。

1988年，中国实现了以省（自治区、直辖市）为单位普及儿童免疫的目标，即周岁内儿童包括脊髓灰质炎减毒活疫苗在内的4种疫苗免疫接种率达到85%。口服脊髓灰质炎活疫苗的免疫覆盖率不断提高，1988年达到90%以上。在

---

*顾方舟（1926—2019年），我国著名医学家、病毒学家。1959年率队赴苏联考察脊髓灰质炎疫苗，1960年带队试制成功我国第一批脊髓灰质炎减毒活疫苗，经过观察改良，后成功研制“糖丸”活疫苗。“糖丸”活疫苗在全国推广应用，大大提高了人群接种率，为我国消灭脊髓灰质炎做出了重大贡献。

1979—1988年，报告的脊髓灰质炎病例比计划免疫前又减少了71%。

这是个振奋人心的成果，冰冷的数字带来的是温暖的力量，背后是无数个被挽救的人和家庭——避免了终身瘫痪，躲过了死神。但这还是不够，由于基数太大，仍有不少人在遭受着脊髓灰质炎带来的威胁和痛苦。

同样是在1988年，第41届世界卫生大会提出了2000年全球消灭脊髓灰质炎的目标，中国所属的世界卫生组织西太平洋区确定了1995年消灭脊髓灰质炎的目标。1991年，中国政府对世界做出了庄严的承诺——实现消灭脊髓灰质炎目标，并将消灭脊髓灰质炎作为中国政府的工作目标之一。

通过实施疾病监测、免疫接种等策略，尤其是在加强常规免疫的基础上，开展了多轮强化免疫活动，人群免疫水平迅速提高。1991年，中国建立了以急性弛缓性麻痹（acute flaccid paralysis，AFP）病例鉴定和调查为基础的脊髓灰质炎特异性监测系统。同年起，脊髓灰质炎野病毒传播范围逐年缩小，发病数逐年下降。

1992年，中国预防医学科学院（早期的CCDC）国家脊髓灰质炎实验室（NPL）和31个省份的实验室组成了脊髓灰质炎实验室网络。最后一例本土脊髓灰质炎病例于1994年9月确诊。监测结果表明，1994年10月以来，中国本土未再发现脊髓灰质炎野病毒病例。

经过严格的认证，2000年10月，世界卫生组织证实，包括中国在内的西太平洋地区实现了无脊髓灰质炎的目标。

截至目前，中国已成功维持无脊髓灰质炎状态20年，成果来之不易。

然而，虽然本土的脊髓灰质炎被消灭了，仍然还不能放松警惕——中国与仍有脊髓灰质炎流行的两个国家接壤：巴基斯坦和阿富汗。2011年，新疆发生了由巴基斯坦输入的脊髓灰质炎野病毒（WPV）引起的脊髓灰质炎疫情。此次疫情累及10名幼儿和11名成人，导致2人死亡。此次疫情最后一例脊髓灰质炎病例的发病日期为2011年10月9日。

这次疫情再次向世人警示，对脊髓灰质炎疫苗的接种，切不可掉以轻心。疫苗也是在全球范围内彻底根除某种大规模流行病最不可或缺的手段。而中国的脊髓灰质炎疫苗研发之路，可谓将中国人艰苦奋斗、吃苦耐劳的特质发挥得淋漓尽致——从一无所有，到被国际认可、出口多国。

20世纪60年代顾方舟研发的“糖丸”，即口服脊髓灰质炎减毒活疫苗，最重大、最独特的突破点在于，将不易贮存的液体疫苗转化为固体形态，在保温瓶中能够储存一星期，方便村医们到各个边远的村落去接种。从20个世纪70年代到2016年出生的每一个中国孩子几乎都吃过“糖丸”，正是这小小的“糖丸”，令中国孩子规避了残疾和死亡的风险——有的人也许不知道顾方舟是谁，但一定记得“糖丸”的味道。

中国的口服脊髓灰质炎减毒活疫苗几经更新，越来越趋于完善和安全：由中国生物北京生物制品研究所有限责任公司研发的口服二价脊髓灰质炎减毒活疫苗获得了国际认可，成为中国第三支通过世界卫生组织预认证，并大批出口的疫苗。

2011 年 6 月 10 日，比尔及梅琳达 · 盖茨基金会与中国生物技术集团公司在北京签署全球健康项目合作谅解备忘录。比尔及梅琳达 · 盖茨基金会将通过多种形式的资助，用于支持中国生物旗下的北京生物制品研究所有限责任公司口服脊髓灰质炎减毒活疫苗新生产基地的建设，该生产基地可满足每年 1.6 亿人份左右的国际采购，用于全球消灭脊髓灰质炎。

截至目前，联合国儿童基金会（United Nations International Children Emergency Fund，UNICEF）已采购该疫苗 7 000 万剂，这可被视作世界消灭脊髓灰质炎进程中迈出的一大步。

06 70 年来中国
在消灭传染病方面所取得的成绩

中华人民共和国成立之初，天花、鼠疫、霍乱、血吸虫、黑热病等传染病在我国肆虐流行，严重危害人民群众的健康。新中国领导人高度重视传染病防治，陆续出台一系列方针政策，组织全国力量进行传染病防治，取得了巨大的成就。

这是新中国成立 70 年以来，中国在消灭传染病方面的成绩。

自我国实施计划免疫以来，通过呼吸道传播的麻疹、白喉和百日咳等的发病率大幅度下降，达到历史最低发病水平；对新生儿实施乙型肝炎疫苗免疫接种，儿童乙型肝炎表面抗原携带率至少降低了 90%。

预防接种已成为有史以来最成功的医疗和公共卫生措施之一，据估计，疫苗每年可减少全球超过 600 万人的死亡。

中国最后一例天花，出现在 1960 年。

中国最后一例本土脊髓灰质炎，出现在 1994 年。

很多人知道小朋友要接种百白破疫苗（预防百日咳、白喉和破伤风），实际上中国已经十几年无白喉报告病例了。

这就是疫苗的力量！

消灭天花

1950 年 1 月至 8 月，中国境内天花病人有 44 211 例，死亡 7 765 人。

1950 年 10 月，中央人民政府发布周恩来总理签发的《关于发动秋季种痘运动的指示》，作出在全国推行普遍接种的决定。随后，卫生部颁布《种痘暂行办法》，在全国推行免费接种牛痘。

1950 年，北京天花疫苗接种率达到 80%，成为中国首先消灭天花的城市。

1952 年，全国各地接种牛痘达 5 亿多人次。

1958 年，全国天花病例数锐减为 300 多例。

1959 年春天，有 6 个人从缅甸把天花带到云南省沧源县担甲区单甲大寨。随后，又有 2 个人从境外把天花带到了云南省沧源县，这一次天花流行共造成 672 人发病，96 人死亡。这是中国最后一次天花暴发流行。

1961 年我国最后一例天花病人痊愈，中国境内再未见到天花病例。

1966 年，世界卫生组织（World Health Organization，WHO）在第 19 次世界卫生大会上决定开展全球性扑灭天花运动，并通过了消灭天花的决议。

1977 年 10 月 26 日，全球最后一例天花病人，索马里炊事员阿里·马奥·马丁被治愈。

1980 年 5 月 8 日，WHO 在肯尼亚首都内罗毕召开的第 33 次世界卫生大会上宣布，危害人类数千年的天花已被消灭。

此后，全球停止了牛痘接种。我国消灭天花比全世界消灭天花早了十几年。

人类的发展伴随着瘟疫的流行，每一次瘟疫的大流行都给人类带来巨大的创伤，为什么会发生瘟疫，是什么引起了瘟疫，瘟疫来袭我们如何应对。解答这些问题，需要不短的时间，需要一代代人的努力探究。

根据历史学家的分析，在人类人口数量急剧膨胀的发展过程中，农牧业的开展、工业革命、对瘟疫的认识不足、人口大规模迁徙，这些都是触发瘟疫的外部环境因素。

向瘟疫本身追寻答案，要靠科学技术的进步，向微生物界寻找答案。

知己知彼，百战不殆。

思考：人类可以战胜传染病吗

关于人类如何应对传染病，这从来不是一个单纯的医学问题。

在现代人的印象里，现代医学是如此的发达。许多传染病的发病率已经大幅降低，许多过去被视作绝症的疾病在今天都可以被治愈。然而，一场全球蔓延的疫情，让人类不得不再次反思自己与传染病的关系，或者说人类是否真的有办法阻止传染病蔓延。

首先，以性传播疾病（简称“性病”）为例。当18世纪的英国人清楚地认识到，淋病和梅毒可以通过性行为来传播，在当时的伦敦就出现了专门的红灯区（防病）指南，特别标注出了哪些地方相对安全，哪些地方有更高的风险。

然而，这种小册子并没有起到减少性病传播的作用。约翰·亨特（John Hunter）医生认为这可能是因为宣传还不够生动有趣，所以他写了一本带有插图的性病专著。这些插图异常生动、真实、准确，具有极强的说服力。

传记作家詹姆斯·鲍斯威尔（James Boswell），曾因19次感染性病求治于亨特医生，他在阅读此书之后深有感悟，从此过起了清心寡欲的生活，但只坚持了一星期。

可见，用染病后的可怕景象恐吓人们来预防传染病，其效果并不尽如人意。

一直到20世纪40年代，青霉素、链霉素等抗生素横空出世，使大量感染性疾病有了有效的治疗措施，梅毒、淋病才不再是不治之症。当时的人们欣喜若狂，似乎已经或者即将彻底战胜这些疾病。

20世纪80年代，艾滋病出现了。至今，人们仍然没有找到治愈艾滋病的方法，而罹患艾滋病的人数却在与日俱增。

几十年过去了，其他性病也没有消失，依然潜伏在人类周围，其防治情况并不那么让人乐观。

对于细菌来说，每一次抗生素的大潮都是一次洗礼，大批的细菌被抗生素杀死，但是难免有些顽强的个体成了幸存者，而在此后分裂增殖出来的细菌，自然是这些顽强者的后代。可以想见，这些细菌就具备了一定的耐药性。经过一代代的筛选，最终会诞生出对多种抗生素耐药的“超级细菌”。

因此，人类与传染病的斗争，没有确定答案，但经过不懈努力，一定会往好的方向发展。

2 抵御传染病：免疫力与疫苗

01 人体如何抵御传染病

认识微生物的世界

一些病原体虽然会给人类带来巨大的灾难，但是它本身却是微小和脆弱的。下面就从认识微生物开始，深入了解细菌和病毒等病原体的特点。

荷兰显微镜学家安东尼·范·列文虎克（Antony van Leeuwenhoek，1632—1723 年）构建了简单的显微镜之后，微生物这个肉眼不易观察到的微观世界才逐渐被人们所认知。*

微生物是广泛存在于自然界的，肉眼看不见，必须借助显微镜放大数百倍甚至数万倍才能观察到的微小生物的总称。300 万年以来，人类因为有微生物的帮助得以生存、繁衍、壮大。

微生物分布的范围很广泛，陆地、水域、空气里都有微生物生存的痕迹。人和动物的表面以及与外界相通的腔道里，也存在着微生物。土壤里富含有机质和各种微量元素，因此非常适合微生物生长繁殖；空气中的微生物主要来自土壤中的尘埃，但是由于空气中没有丰富的营养物质，所以空气中的微生物一般不会繁殖。自然界中的微生物在大自然的

---

* 本书提到的微生物指细菌、病毒、真菌等。

循环过程中起到了重要的作用，微生物负责碳、硫、氮、磷、铁等在自然界的转化循环，释放二氧化碳（carbon dioxide，CO_2），维持着自然生态的平衡。如果没有微生物，CO_2 供应不足，地球上的生物将因缺乏食物而不能生存。在医药领域，大多数抗生素都是在微生物的代谢产物中提取出来的。

一般人很难想象，每个人的身体里居住着庞大的微生物群。在一个人的体表及与外界相通的腔道里，大约存在着 10^{14} 个细菌，是人体体细胞总数的 10 倍。这么庞大数量的细菌大多是正常菌群，与人体和平共处，有的还参与了人体的正常生理活动，甚至会帮助人体抵御外来病原微生物。但是在极端的情况下，例如当人体遭遇大面积烧伤时，人体的皮肤、黏膜破损，就失去了身体的第一道屏障，一些居住在体表与腔道中的细菌就可能进入血液，成为致病微生物，引发菌血症或败血症。

事实上，人类早已感受到微生物的存在，并在生活中不知不觉地利用它们。据考古学家推测，从新石器时代的仰韶文化早期到夏朝初年，中国人的先人开始以粮食为原料进行酿酒。到 16 世纪，古罗马医师吉罗拉莫·弗拉卡斯托罗明确提出疾病是一种肉眼看不见的生物粒子引起的。现代微生物学研究始于 19 世纪 70 年代。法国化学家路易·巴斯德和德国细菌学家罗伯特·科赫被认为是现代微生物学的奠基人和开拓者。他们提出的疾病细菌理论（germ theory）是生物学和医学历史上的重要里程碑。

病原微生物（又叫致病微生物）在世界范围内导致了多次瘟疫大流行，并改变了人类的历史进程。它们像一个个微型巡航导弹，从感染部位进入人体，直接损伤人体的细胞，有的病原体会释放毒素杀伤组织。致病微生物会在人体内自我繁殖，如果此时人体的免疫系统没能打败这些入侵者，它们就会大量自我复制，随血流或淋巴系统入侵多个组织，可能引起更严重的后果。

即便是科技高度发展的今天，致病微生物研究仍然是科学家的难题，因为它们一直在试图抗拒化学药物、疫苗及人类免疫系统对它们的控制。

1901 年诺贝尔奖设立以来，微生物学领域的科学家不仅获得了头两届诺贝尔生理学或医学奖（白喉和疟疾），而且是诺贝尔奖设立 100 多年来在生理学或医学领域获奖科学家数量最多的。

细菌

虽然细菌和病毒都归属于微生物，但是它们非常不同。

细菌一词源于希腊语 βακτηριον（意为小棍子），由德国科学家埃伦伯格（Christian Gottfried Ehrenberg）在 1828 年提出。1863 年荷兰科学家安东尼·范·列文虎克利用自制显微镜第一次观察到细菌，他称之为 animalcules。

细菌个头比病毒大，大概就是1颗花生米和1颗芝麻的差距。细菌一般以微米（μm）为测量单位，球形细菌直径约1μm；病毒的直径在100nm（0.1μm）左右。细菌的结构也比病毒复杂，细菌的基本结构包括细胞壁、细胞膜、细胞质、原始核质。可以自行生产合成需要的能量并代谢，可以自行分裂繁殖。

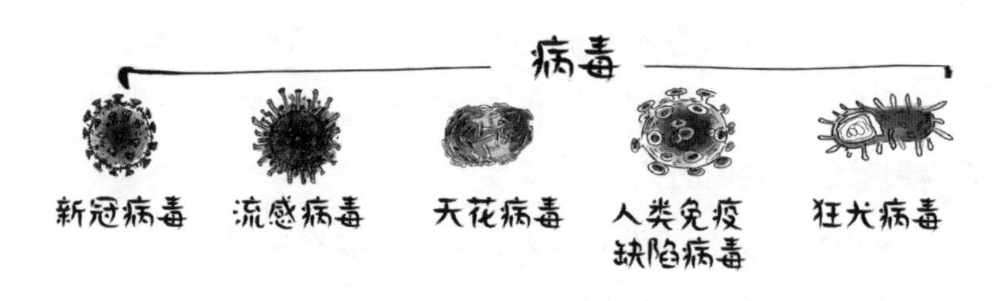

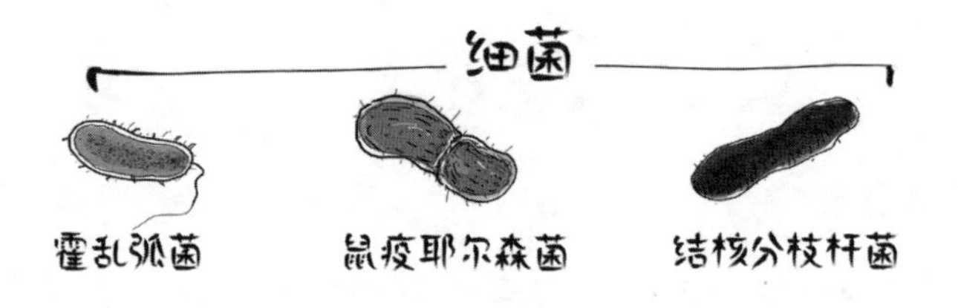

▲ 几种常见传染病病毒和细菌示意图

1878年，法国外科医生塞迪悦（Charles Emmanuel Sedillot）提出微生物的概念，用于来描述细菌细胞或者用来指微小生物体。再后来科赫提出了确定致病微生物的重要准则，即科赫法则，极大地推动了微生物学研究。从此，炭疽杆菌、链球菌、葡萄球菌、麻风杆菌、淋病奈瑟球菌、结核分枝杆菌等致病菌相继被发现，进而开启了病原微生物研究新领域。

细菌中有“好菌”也有“坏菌”。“好菌”就是与人类共存的正常菌群，它们参与了人体的各项生理活动，部分细菌对自然界起了重要的作用，比如乳酪和酿酒的制作，废水处理等。“坏菌”就是常说的致病菌。

细菌入侵人体后，寄生在人体正常细胞之内，通过夺取机体的营养物质、打乱机体生理平衡、干扰破坏细胞的功能达到致病的后果。

了解了细菌的结构，人类就创造性地发明了各种抗菌药物，有的药物能抑制细菌的蛋白质合成，有的影响细菌细胞壁的合成，都可以对细菌起到杀灭或抑制效果。

科赫法则（Koch postulates）

科赫法则是由德国科学家罗伯特 · 科赫在 1884 年提出的用来判断某病原体是否为某传染病病因的标准，曾成功地证明了炭疽杆菌与炭疽的关系。科赫认为，如果一个病原体是一个传染病的病因，该病原体必须同时满足以下 4 个条件。

1. 在所有同类病人中都会发现大量该病原体，但在健康人中不存在该病原体。

2. 能够从病人中分离出该微生物，并能在体外培养基中得到培养。

3. 用体外培养的微生物感染健康宿主，被感染者也会发生同样的疾病。

4. 从实验发病的宿主中能再度分离并培养出这种微生物。这样的微生物可以在培养基中得到高纯度培养。

如果进行了上述 4 个步骤，并得到确实的证明，就可以确认该生物即为该病的病原物。

病毒

20世纪60年代早期，电子显微镜的应用大大促进了人类对病毒形态结构的了解。时至今日，病毒如新型冠状病毒、禽流感病毒、埃博拉病毒所引发的感染性疾病，仍是威胁人类健康乃至生命的重大问题之一。

病毒是一类非细胞结构的微生物，由核酸和蛋白质组成。核酸构成了病毒的核心，核心外包绕着由蛋白组成的核衣壳，有一些病毒在核衣壳外面还包绕着一层包膜，这种病毒就叫包膜病毒。

人类看不到病毒颗粒，那是因为人类眼睛的分辨能力大概在0.1mm，而病毒颗粒的大小为纳米级别。病毒颗粒最大的有300nm，换算成毫米是0.0003mm，小的只有18～30nm。流感病毒是中等大小的病毒，冠状病毒的直径为60～220nm。取一个中位数据100nm来比较，病毒颗粒是人眼能分辨的物体的千分之一。

大部分病毒的形状是球形或接近球形的，少数为杆状、丝状等。科学工作者发现所谓球状的病毒实际上是一种20面体对称结构。科学家当时并不理解为什么如此众多的病毒均采用这一结构模式。后来的研究认为病毒经过长期的进化，以大量结构均一的重复亚单位蛋白组成这种20面体结构对病毒来讲是一种最经济的方式，它最稳定，并最有利于保护病毒的基因组。

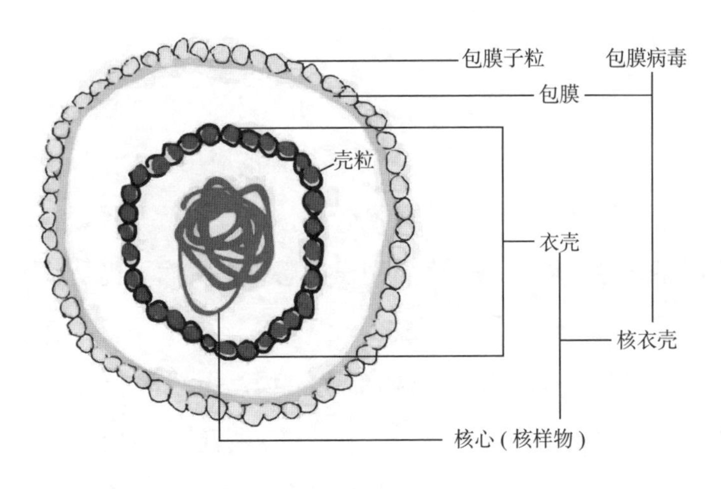

▲ 病毒的结构

大多数病毒害怕热的环境，温度越高病毒就越容易死亡。温度超过 60℃，30 分钟就可以杀灭病毒；如果温度调高到 100℃，数秒钟就可以杀灭病毒了，这是实实在在的“秒杀”。不过凡事都有例外，乙型肝炎病毒就是其中一个。乙型肝炎病毒比较耐热，100℃高温下 10 分钟才能被杀灭。但是病毒却不怕冷，寒冷能延长病毒的存活时间，如果温度降低到 −70℃以下，病毒可以长期存活。多数病毒既不耐酸，也不耐碱（pH 5.0 以下或 pH 9.0 以上能被迅速灭活）。

细菌可以不借助其他生物的体细胞就能自我繁殖，它在体外可以轰轰烈烈地发展子代，但是病毒就做不到。病毒在体外老老实实地处于休眠期，或很快就死亡，病毒没有典型的细胞结构，没有产生能量的酶系统，是嗜细胞的生物。若没有细胞供应原料，病毒就像是个休眠期的种子，不能自我复制，不能产生子代。病毒只有寄生在其他生物活体的体细胞内，才能利用别人的酶系统和细胞结构来复制自己。目前人类所发明的药物中仅有个别药物可以干预病毒的结构成分，从而抑制其增殖释放，例如针对流感病毒的特效药奥司他韦。

病毒虽然体积小、结构简单，在动物或人体之外的环境存活艰难，但是它非常狡猾。一旦进入人体便“躲入”人体细胞内部，以人体细胞膜为盾牌，有恃无恐。人类感染病毒可能是源于一次打喷嚏，或者接触了环境中的病毒。病毒进入人体后，通过自身的生存法则，确保它的数量和种群维持一定规模，历经漫长的自然演化，可以长期存在。

病毒生存的第一步是“穿衣”——组建蛋白衣壳。病毒利用精简的结构和方式组装自己的外壳，像一个盔甲，确保自身的完整性和稳定性。当病毒离开宿主细胞之后，进入一个相对恶劣的环境中时，它就会进入休眠期，以保全自己。病毒的衣壳为何如此重要？这是因为病毒的衣壳中包含着病毒遗传物质的核酸，对物理和化学因素都非常敏感，比如紫外线。此外，由于动植物的死亡或活体细胞的分泌，自然界中到处都存在着核酸酶，这种酶对病毒的核酸也有着强大的杀伤力。病毒能逃避所有这些不利因素的原因，就在于它给自己组装了衣壳。病毒衣壳蛋白是由多种亚单位组成的复合体，即使有一个或多个亚单位受损，也不至于导致整个病毒失活。

病毒生存的第二步是“寄生”——病毒一定要找到可以寄生的宿主，并利用寄生宿主的细胞进行自我复制。

病毒生存的第三步是“吸附”——侵入宿主体细胞的能力。无包膜病毒的病毒衣壳表面的蛋白和包膜病毒的包膜表面糖蛋白对于病毒进入体细胞也起了重要的作用，它是病毒感染体细胞的关键结构，通过病毒衣壳或包膜上的蛋白与宿主细胞膜表面的受体结合，从而在原本完整的细胞膜上打开一条通道，把病毒核酸传递进入宿主细胞，利用宿主细胞进行自身的复制。

病毒生存的第四步是“播散”——病毒复制完毕后需要脱离原宿主细胞，四处播散。这对于多数病毒来说是自然而然的事情，有的病毒在脱离原宿主细胞奔向下一站的过程中需要衣壳蛋白的帮助，如流感病毒。这种病毒的表面有一种蛋白质叫神经氨酸酶，这种酶蛋白像一个剪刀，负责切断新生代病毒与原先宿主细胞之间的链接，让新生的病毒能脱离、播散。流感的特效药奥司他韦就是专门针对病毒表面的这种酶蛋白设计的，它破坏了子代病毒脱离原宿主细胞的过程，让病毒受困于原地，无法跑到别处兴风作浪。

病毒选择的宿主要有鲜活的生命力，有成熟的蛋白质和核酸合成场所和设备——动物和人类都具有这样的场所，那就是体细胞。病毒在宿主体细胞内繁衍生息，直到宿主死亡后，它会再寻找下一个宿主。病毒和宿主的关系是一个动态的过程，有可能宿主免疫系统认出了病毒，群起而攻之，最终战胜了病毒，病毒被杀灭、清除；也有可能宿主的免疫系统无法抵抗病毒的攻击，病毒大量繁殖，导致宿主发病或死亡；还有一种可能是病毒与宿主和平共处、相安无事，此时病毒是低水平复制，不会大规模扩张，病毒造成的破坏力也不强，无症状感染者就是这种情况。

致病病毒种类多样，各自有各自的复制生存机制，有的还会把核酸整合到宿主细胞引发癌变。

有趣的包膜病毒

病毒颗粒的衣壳蛋白直接暴露在环境中，可以保护病毒内部的核酸。也有的病毒稳定性没有那么高，在受感染的宿主细胞死亡破裂后，病毒粒子释放出来需要立即感染下一批活细胞才能存活下来。他们为了活下来也是拼了，逃跑时扯上被感染细胞的细胞膜，包裹着奔向下一站。人类免疫缺陷病毒（human immunodeficiency virus，HIV）、疱疹病毒就是这样的病毒。

人类应对传染病的内在防线

面对自然界如此狡猾、变化多端的致病微生物，人体会如何应对呢？这时候，免疫系统就要发挥重要作用了。

人体免疫系统和病原体的战争，从生命诞生之时就已经开始。双方攻守对抗，不断进化，形成了自己固有的体系。病原体不断进化，试图逃避免疫系统的侦查、剿杀；人体免疫系统也在不断更新，提升保护人体、杀灭病原体的本领，使人体免受病原体的攻击。

所有能引起人类疾病的病原体，都有独特的方式方法来攻击人类的免疫防御。如果没有突破人体免疫系统的阻拦，病原体通常对人体无害。

病原体是如何突破人体免疫的层层屏障，导致各种炎症乃至多器官衰竭甚至死亡的呢？下面先从人类的免疫系统说起。

人类的免疫系统，可分为非特异性免疫（又称先天免疫）和特异性免疫（又称获得性免疫）。

非特异性免疫

非特异性免疫，顾名思义，这种免疫反应不针对特定的病原体，是机体对所有入侵的病原体都可以发起的攻击。

人体的非特异性免疫参与者包括皮肤、黏膜及其分泌物，还包括体液中的杀菌物质和吞噬细胞。

先来认识一下人体皮肤、黏膜的基本结构，对身体的免疫系统有个直观的认识。皮肤、黏膜屏障包括 4 层，即微生物屏障、化学屏障、物理屏障和免疫屏障（如下图）。它们各自分工，阻挡了大部分病原体的侵袭。

皮肤是机体的主要屏障，其覆盖的面积约 $2m^2$。而由黏膜所覆盖的消化道、呼吸道、生殖道等，其覆盖面积达到

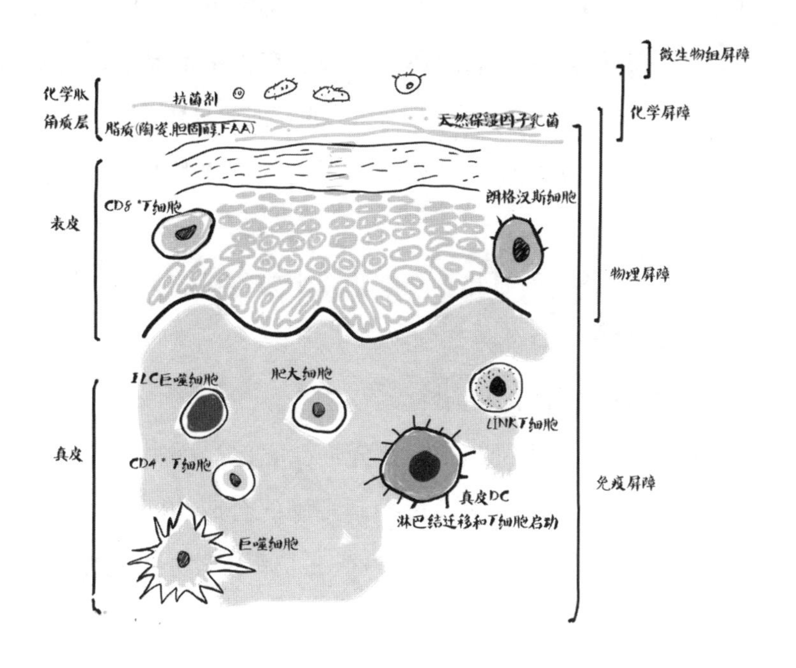

▲ 皮肤屏障的分层和结构

400m²，这一巨大的范围也是机体的重要屏障。在一个人的体表及与外界相通的腔道里，大约存在着 10^{14} 个细菌，是人体体细胞总数的 10 倍。这么庞大数量的细菌是正常菌群，是人体的“好邻居”，对人体无害，有的还参与了人体的正常生理活动，可以抵抗外来病原微生物。

病毒、细菌以及寄生虫等病原体，它们对机体的感染需要穿越过人体皮肤、黏膜形成的天然屏障。然而，皮肤表面有毛发，黏膜表面有纤毛，为阻挡病原体侵入人体设置了重重护栏。角化的上皮不断脱屑，就像掉皮的城墙，把表面的病原体也一起甩掉了！皮肤的皮脂腺分泌物可以使皮肤保持适宜的酸碱度，不利于病原体的生长。在正常情况下，大多数病原体不能穿透完整的皮肤，因此被阻挡在身体之外。

当病原体突破皮肤、黏膜屏障，人体内的卫士就开始行动了。

体液中的杀菌物质和吞噬细胞（主要包括溶菌酶、补体蛋白、巨噬细胞、自然杀伤细胞等），对入侵的微生物和大分子物质进行吞噬、消化和清除。

如果病原体侵入细胞内，首先迎接它的是细胞内的信号蛋白——干扰素。干扰素通过抑制细胞的合成功能，防止人体细胞被病原体用于自我复制。这一过程一般发生在感染后几小时之内，是免疫系统对入侵者的第一声警钟。

紧接着，病原体将遭遇到守卫在那里随时准备截击入侵者的巨噬细胞。巨噬细胞能把病原体一口吞下，并且分泌细胞因子（蛋白质）召唤中性粒细胞来一起参与抵御行动。它们和补体蛋白（一种人体内的特殊蛋白质，可以抵御感染）共同作用，负责“吞噬”被侵犯的细胞。由于人体的非特异性免疫系统与入侵者在感染部位激烈战斗，导致感染部位很快产生强烈的炎症反应——红、肿、热、痛等，产生炎性渗出物。对于大多数感染和小伤口来说，非特异性免疫系统中的这些队伍就足以应付。

在这场看不见的战斗中，人体里的卫士们努力地杀灭外来侵略者，反应迅速，整场战斗在短短数天内就可以结束。这就是为什么人有时候在感染后几天就能自愈，这也是人们常说的人体免疫力。

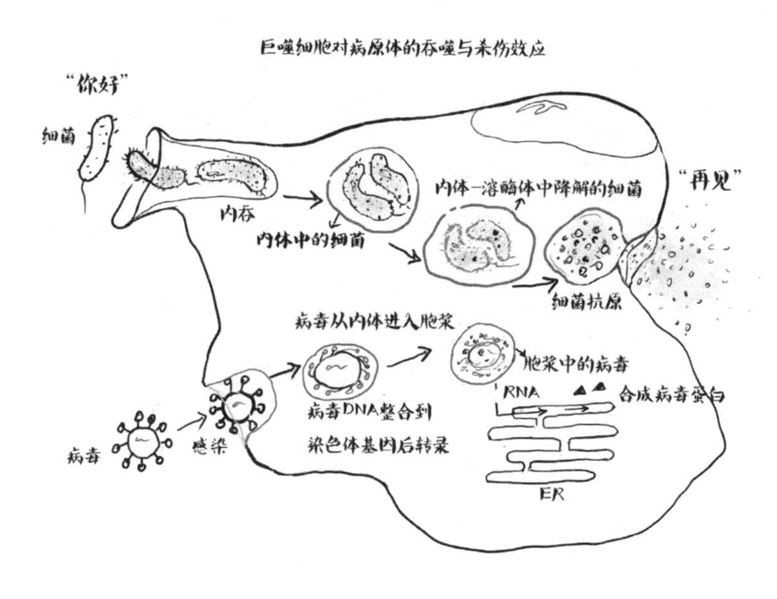

▲ 巨噬细胞吞噬细菌的过程

非特异性免疫系统在体内与入侵者进行着激烈的战斗，表现在身体表面的就是强烈的炎症反应（红、肿、热、痛等）。在常见的呼吸道病原体的感染中，首发症状多为发热、干咳，部分感染者还有消化道症状。发热反应其实也属于人体的一种保护机制。一方面，人体的高温能够抑制病原体复制；另一方面，温度升高能够增强免疫细胞的防御能力。由于咽喉与食管相连，部分病原体还可能通过咽喉部进入消化道，通过感染肠上皮细胞以及激活肠道免疫反应，产生消化道的相关症状。

当然，非特异性免疫系统有时也会遇到顽固分子。例如，在某些呼吸道病原体如新型冠状病毒的入侵中，巨噬细胞与病原体之间的对抗导致“战斗性”细胞因子的产生，这些细胞因子继而使肺部巨噬细胞超激活。超激活的巨噬细胞杀伤能力大大增强，因此能更好地杀灭病原体。然而，超激活的巨噬细胞释放的部分化学物质同样也能导致肺部组织损伤。经过这样激烈的战斗后，人体在大部分情况下能够痊愈，但在少数情况下也会出现杀敌一万、自损三千的两败俱伤结果，这种现象称为细胞因子风暴。细胞因子风暴导致肺部渗出增多，炎性细胞浸润，造成急性肺损伤，在影像学上的表现就是肺部 X 线穿透性较差，产生“白肺”。

实际上，并不是所有的感染者都会出现这样激烈的免疫反应。多数情况下，非特异性免疫系统足以有效、快速地应对入侵病原。非特异性免疫系统还能够收集入侵病原体的各种信息，并加以整合分析，做出相应的程序化反应计划。随后，将这样一个程序化的反应计划传递给特异性免疫系统（抗原递呈），告诉后者在下一步的特异性反应中应该利用何种武器（B 淋巴细胞还是杀伤性 T 淋巴细胞），以及这些武器应该在机体的哪些部位使用。也就是说，非特异性免疫系统能激活人体的特异性免疫系统，在非特异性免疫系统无法对抗入侵者的时候，就该特异性免疫系统出场了。

特异性免疫

对于脊椎动物（例如人类），对抗外来病原体还有一招——特异性免疫系统。特异性免疫系统的典型特征为其所获得的抵抗力仅针对特异的入侵病原体。

在非特异性免疫系统不能抵御入侵者的情况下，必须由特异性免疫系统完成对入侵病原的消灭。这需要一段时间，因为虽然特异性免疫系统的 B 细胞和 T 细胞能够消灭几乎所有病原体的攻击，但这些武器必须特殊定制。

特异性免疫系统防御入侵者有三个阶段：识别危险物、生产针对入侵者的特定武器以及武器的运输（到达攻击位点）。特异性免疫系统具有针对病原体的特异性反应和免疫记忆，这也是科学家们研制疫苗的基础原理。

特异性免疫主要由人体 B 淋巴细胞（简称“B 细胞”）和 T 淋巴细胞（简称“T 细胞”）执行。下面以病毒为例，一起来了解特异性免疫工作的全过程。

病毒特异性 CD4 + T 细胞、CD8 + T 细胞和抗体（由 B 细胞产生）构成了病毒感染急性特异性免疫的三大组成部分。

B 细胞和抗体

18 世纪 90 年代，从爱德华·詹纳给英国人种痘来预防天花病毒开始，人类第一次认识了特异性免疫系统。免疫学家确定了对抗天花的免疫力是得益于免疫接种后个体血液中产生的一类特定蛋白，这类蛋白被命名为抗体，而诱导这些抗体产生的异物则被称为抗原。

就像一把锁配一把钥匙一样，当一种病毒入侵人体后，人体内会产生针对这种病毒专属的抗体——该病毒的特异性抗体。这种特异性抗体能和这种病毒专一地结合，在阻止病毒进一步入侵扩大战果的同时还将该病毒标记上，引导人体的免疫系统对其发起进攻，从而将这种病毒从体内清除出去。引起体内产生病毒的特异性抗体并不需要完整的病毒，通常病毒身上的一部分“碎片”就足以让人体产生免疫反应，产生针对该病毒的特异性抗体。这种能够引起我们人体产生免疫反应的“碎片”就是上面提到的抗原。

抗体由 B 细胞（一种白细胞）产生，抗体的类型分为 IgG、IgA、IgD、IgE 和 IgM。一旦病毒进入细胞后，病毒会利用细胞内的合成机制大量复制自身，产生的子代病毒破坏细胞而逸出，有时会杀死细胞而感染其他相邻细胞。抗体的功能是与细胞外的病毒结合，从而阻止病毒进入细胞或阻止其进入细胞后的复制增殖。因此，抗体的这种特性就称为中和作用，而具有这种结合能力的抗体就称为中和抗体。

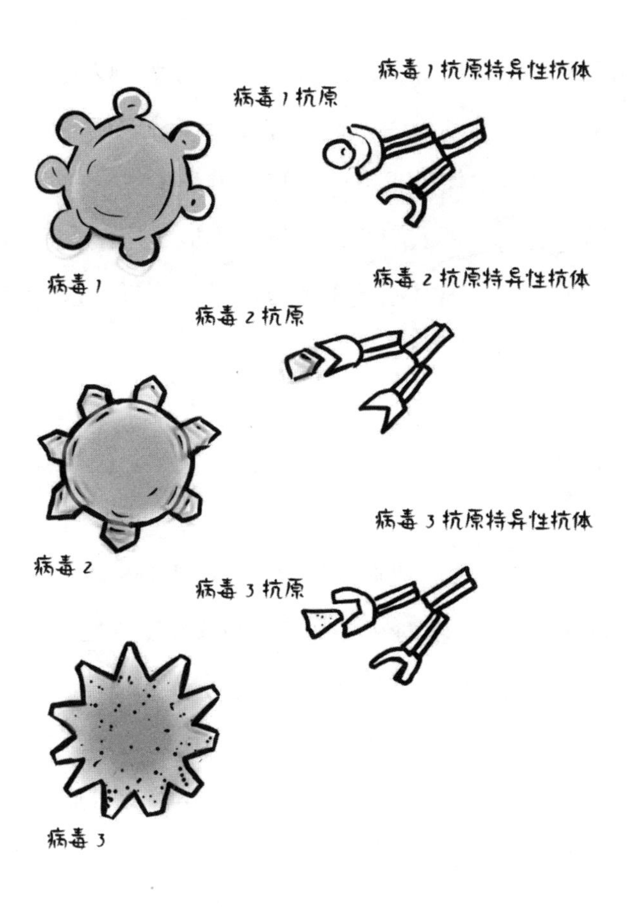

▲ 不同病毒抗原刺激人体产生不同抗体

针对病原体的中和抗体一旦产生，量大而且持久，从而高度有效地阻断病原体进入细胞内。病毒不能进入细胞，就不能繁殖、扩增，细胞外的病毒就会逐渐自身分解，这就是抗体的神奇之处。接种疫苗的目的是让机体产生抗体，其实是要产生针对病毒颗粒表面蛋白的中和抗体。

每一个抗体结合一个特定的抗原，紧接着，清除抗原的工作就交给吞噬细胞等“清道夫们”来完成。以上就是以抗体为主角的免疫活动，因为抗体存在于体液中，称为体液免疫。但是，仅有抗体是不够的。狡猾的病原体，一旦打开了进入细胞的大门，进入细胞，抗体便不能与之结合，病毒将安然无恙地在细胞内复制成千上万的子代病毒，这时候就需要 T 细胞出场了。

T 细胞

T 细胞也是一种白细胞，分为 3 种：细胞毒性 T 细胞（又称杀伤性 T 细胞）、辅助性 T 细胞和调节性 T 细胞。

杀伤性 T 细胞可以直接摧毁被病毒感染的细胞；辅助性 T 细胞和调节 T 细胞不直接杀死病毒，而是通过执行各自的功能，辅助消灭病毒。效应 T 细胞是杀伤性 T 细胞接受抗原刺激后，经过增殖、分化形成的细胞，效应 T 细胞具有释放淋巴因子的功能，在此过程中，有一小部分 T 细胞成为记忆 T 细胞，这种效应 T 细胞能够识别被感染细胞表面的病毒蛋白信息，从而对被感染的细胞发动攻击，并将其杀灭。被感染的细胞死亡，在其内的病毒也会同时消失。T 细胞介导的免疫反应，又叫细胞免疫。

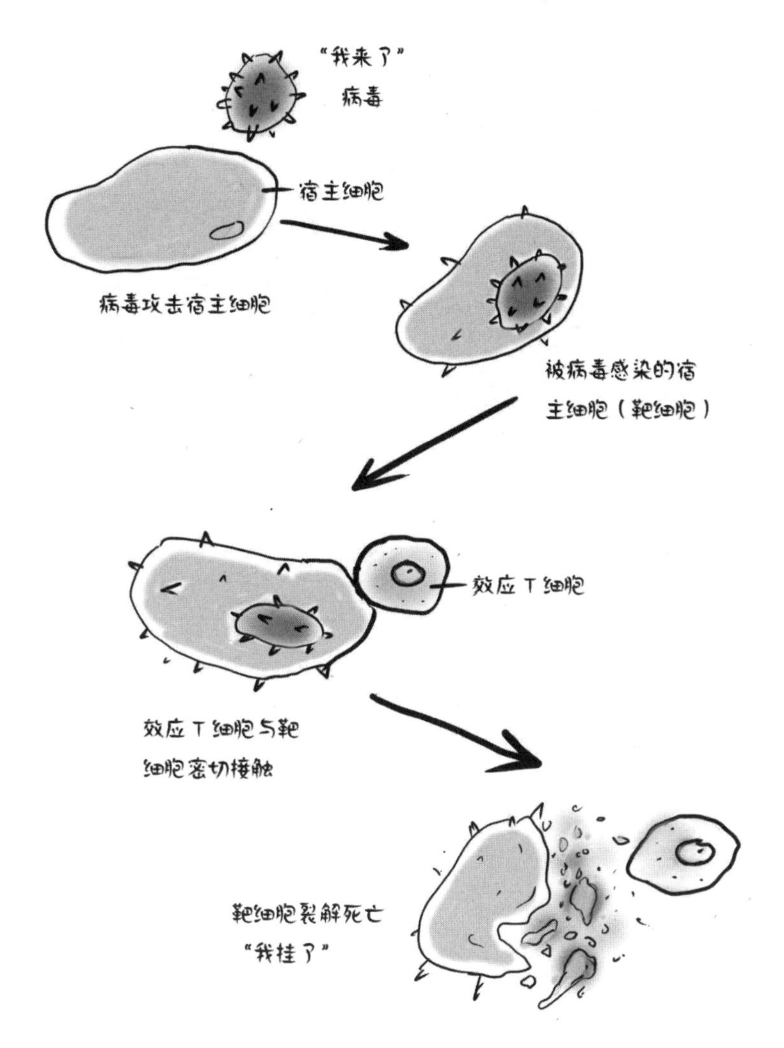

▲ T 细胞介导的免疫反应

T细胞消灭被病毒感染的细胞，需要树突状细胞的帮助。树突状细胞分布在皮下、黏膜下以及全身的淋巴结当中，当体液中出现了病毒、细菌、死细胞的成分时，马上进入战斗模式。

朗格汉斯细胞，属于树突状细胞群体，它们有双“慧眼”，在识别出细菌或病毒等危险的敌人后，与巨噬细胞一样发挥吞噬作用，但是它们是将敌人进一步分解，加以分析并储存，将病原体蛋白的信息表达在被感染的细胞表面。携带了这些“敌人情报”的树突状细胞，迅速赶往免疫系统的大型集合点——淋巴结（T 细胞的主要居住点），负责将抗原递给辅助性 T 细胞，也就是免疫学中的抗原递呈，从而激活体内的辅助性 T 细胞并快速增殖，成为对特定病原体有针对性打击的效应 T 细胞。

在 B 细胞和 T 细胞激活、增殖（克隆自己）、形成战队以及最终战胜入侵病原体之后，它们大多数都将死亡。少量具有特定识别能力的 B 细胞和 T 细胞存留在体内以防相同的病原体再次入侵机体，从而避免了特异性免疫系统的再次从头启动。这些剩余残留的 B 细胞和 T 细胞通常被称为记忆细胞，它们的数量较原初的 B 细胞和 T 细胞多，并且更易于激活。

人体的免疫记忆由记忆 B 细胞、抗体、特异性 CD4 + T 细胞和特异性 CD8 + T 细胞组成，这 4 种免疫成分是免疫记忆的四大组成部分。作为免疫记忆的结果，特异性免疫系统能够在第二次类似的病原体攻击机体时迅速产生反应，从而保护机体不被感染。

下图通过新型冠状病毒的感染说明了特异性免疫的构成部分。CD8 + T 细胞杀死受感染的细胞，CD4 + T 细胞起到辅助作用。在感染者恢复后，体内存在着记忆 B 细胞，可抵御再次感染。

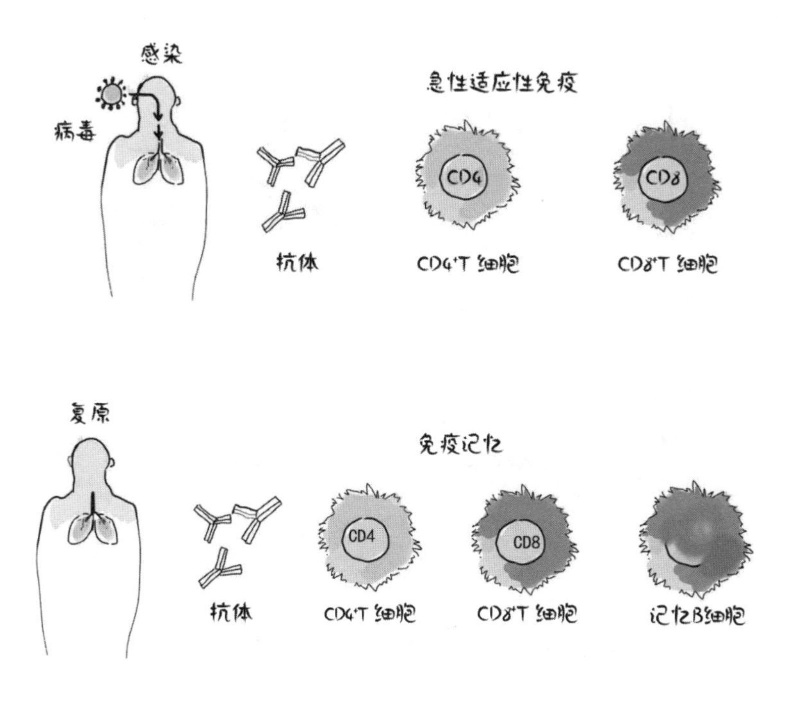

▲ 病毒免疫应答中特异性免疫的构成

参考：SETTE A,CROTTY S. Adaptive immunity to SARS-CoV-2 and COVID-19[J].Cell,2021,184(4):861-880.

记忆 B 细胞能够对感染产生长期的免疫。这些成员相互形成网络，在那里它们一起工作，为人体抵抗疾病。

下图显示了普通感染状态下，非特异性免疫和特异性免疫的关系。在感染早期，非特异性免疫系统率先启动，体内的各种成分迅速达到峰值。一段时间后，特异性免疫系统启动，针对特定病原体进行精准打击。

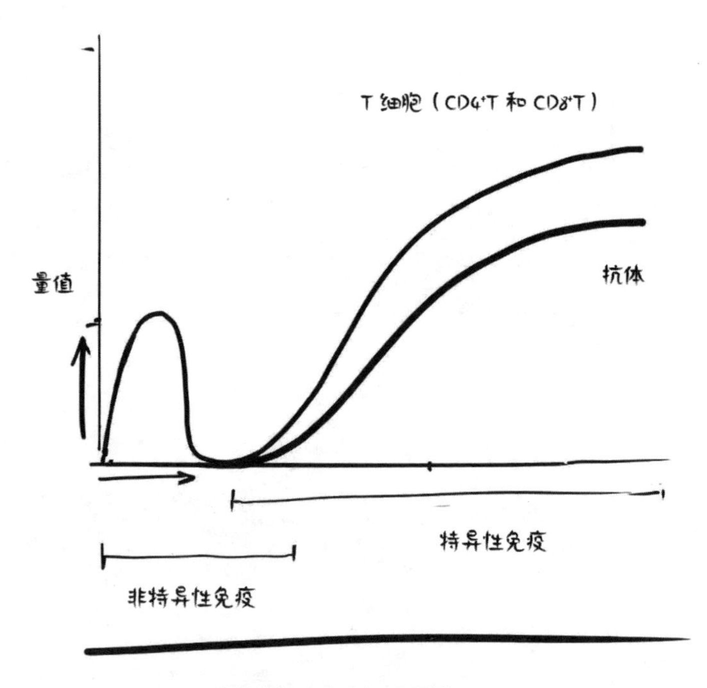

▲ 普通感染的免疫轨迹模型

参考：SETTE A,CROTTY S. Adaptive immunity to SARS-CoV-2 and COVID-19[J].Cell,2021,184(4):861-880.

外在防线

除了内在防线，科学家也总结出了对抗病原体的各种工具和办法，使人的机体免受病原体的攻击，达到防止感染的效果。这些在疾病管理中能预防疾病的发生和传播但又不涉及药物治疗的措施，统称为非药物干预措施（non-pharmacological interventions，NPI）。NPI 在疾病预防和控制中起着重要作用。这些措施既能改善病人的症状和生活质量，又能促进康复和健康。它们可以作为补充药物治疗的手段，降低疾病的传播和发病率，减轻疾病相关症状和并发症的发展，并提高个体和社会群体的整体健康水平。在传染病流行期间，采取适当的 NPI 可以有效地控制疫情，保护公众的健康。这里将 NPI 归纳为以下三种：戴口罩、勤洗手、重消毒。

戴口罩主要是为了保护呼吸道黏膜。呼吸道黏膜和口腔黏膜，是病原体入侵人体的重要入口。感染者通过咳嗽、打喷嚏甚至说话产生的飞沫和小范围形成的气溶胶，都含有病原体颗粒，而健康人通过戴口罩，可以隔绝病原体的入侵。

勤洗手是阻断病原体最经济的方法。手不仅是人体的得力器官，也是运输病原体到口腔、鼻腔的工具。认真洗手是有效避免病原体进入人体的途径之一。

重消毒是杀灭病原体的武器。想要杀灭病原体，用哪类消毒剂管用呢；家中如何消毒；工作单位如何消毒；公共场所如何消毒？

一般居家，只需要做好日常清洁即可，无须消毒；在疫情流行区域，家中手消毒可选择酒精类消毒剂或季铵盐类消毒剂；如果做环境表面擦拭消毒，可选择消毒湿巾，或选择含氯消毒剂、季铵盐类消毒剂。手机等随身物品消毒，可选择酒精棉片或消毒湿巾。餐饮具消毒，可直接采用煮沸消毒法，不必使用其他消毒剂。

工作单位门把手、电梯按钮等人体频繁接触的部位应加强清洁消毒。在开展日常预防性消毒时，可使用含有效氯500mg/L的消毒剂进行擦拭，每天至少1次。垃圾、粪便和污水交由专门机构进行收集和无害化处理。

医院、机场、车站及影院等客流量大、人员密集的地方，需要适当增加消毒频次。门把手、电梯按钮等高频接触的部位类似于工作单位消毒，应加强清洁消毒，在开展日常预防性消毒，可使用含有效氯500mg/L的消毒剂进行擦拭，频次依据现场情况适当调整增加。密闭的室内环境开展空气消毒，需要在无人时进行。垃圾、粪便和污水同样需要交由专门机构进行收集和无害化处理。

02 疫苗
——抵御传染病的盾牌

尽管人体内构筑了多重防线，用来抵御外来病原体的侵犯，但某些病原体可能会绕过这些防线，进入人体并引发感染。当人体内在防线无法发挥有效作用时，可以采用一种更高效的抵御病毒的方法，这就是接种疫苗。

疫苗作为一种用于预防传染病的生物制剂，以通过激活人体免疫系统来产生对特定病原体的免疫保护。疫苗是通过引入病原体的部分或弱化的形式，来激活人体的免疫系统的。更具体地说，疫苗中的病原体成分能够刺激人体产生特定的抗体和免疫细胞，从而增强人体对这种病原体的免疫力。这使得一旦病原体进入人体，免疫系统就可以更快地识别并抗击它们，防止疾病的发生、发展和传播。目前，接种疫苗被国际公认为是最经济、最有效的医学干预手段。在降低死亡率和促进人口增长等方面，只有疫苗的贡献能与安全饮水匹敌。自人类使用疫苗自来，至少在世界部分地区有效控制了天花、白喉、破伤风、黄热病、百日咳、b 型流感嗜血杆菌疾病、脊髓灰质炎、麻疹、腮腺炎、风疹、伤寒、狂犬病、轮状病毒感染和乙型肝炎等多种传染病。

提高疫苗接种率对有效预防传染病具有重要意义，而疫苗接种率的提高有赖于疫苗科学知识能够被更多人所了解。为了实现让更多的人对疫苗“知其然并知其所以然”，本章将从疫苗的组成、疫苗起效的过程、接种疫苗所引起的群体免疫、当下疫苗的分类与技术路线和上市前监管等方面，对疫苗领域的相关知识进行系统介绍。

疫苗里有什么

想要了解疫苗，首先自然是要知道那小小的一个疫苗瓶里到底装了些什么。换言之，先要知道疫苗的组成和这些成分所发挥的作用，才能知道来自不同种类和不同技术路线的疫苗是怎么保护人类的。

疫苗是指用各类病原微生物制作的生物制品，用于预防接种。疫苗可相对安全地诱导人体产生免疫反应，在随后人体接触病原体时免受感染和 / 或发病。为了实现这个目标，疫苗必须含有抗原，这些抗原要么来自病原体，要么通过基因工程方法生产加工而得。这些抗原能诱导人体免疫反应，从而提供对机体的保护。

事实上，大多数疫苗的基本成分是一种或多种蛋白质抗原，对于基础成分为多种病原体或抗原组合在一起的疫苗，通常称其为多联疫苗。常见的多联疫苗包括儿童免疫规划免疫中的麻腮风疫苗（麻疹、腮腺炎和风疹）和百白破疫苗（百日咳、白喉和破伤风），以及非免疫规划免疫中的吸附无细胞百白破灭活脊髓灰质炎和 b 型流感嗜血杆菌（结合）联合疫苗，也就是常说的五联苗。而针对基本成分中的某一种病原体或抗原存在多种血清或基因型的疫苗，一般称为多价疫苗。人们所熟知的二价、四价、九价人乳头状瘤病毒（HPV）

疫苗就是多价疫苗的代表。

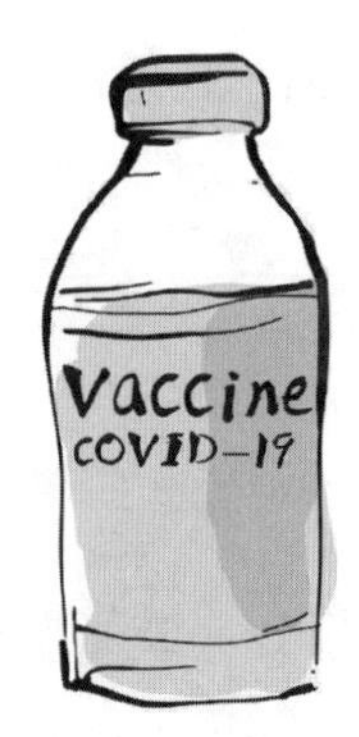

多联疫苗和多价疫苗的出现，大大提高了疫苗的免疫效率，这使得人们可以在不用多次接种疫苗的情况下，就可以对某一种或某一类疾病产生高效的免疫保护。这对于预防多种疾病的传播和控制具有重要意义。

正如前文中提到的那样，疫苗是通过引入抗原的部分或弱化的形式来激活人体的免疫系统。因此针对疫苗中抗原的活性，在这里将疫苗粗略地分为减毒活疫苗（又称活疫苗）和灭活疫苗（也叫非活疫苗）。

减毒活疫苗含有相关病原生物的弱毒复制菌 / 毒株，灭活疫苗即由整个失去活性的病原微生物制备而成，也可由它们的裂解片段制备成为裂解疫苗。不同于减毒活疫苗，灭活疫苗通常会与佐剂结合以实现提高疫苗诱导免疫反应的能力（免疫原性）。

疫苗中还有种成分——佐剂，佐剂是一种添加到疫苗中的刺激和增强免疫反应强度和持久性的物质。从名字上看，佐剂似乎有着辅佐的意思。事实上，佐剂并不是疫苗中的配角，它起着非常关键的作用。

佐剂一词源自拉丁语 adjuvare，有帮助或协助之意，是由法国兽医加斯顿 · 雷蒙（Gaston Ramon）（1886—1963 年）提出。1925 年，这位法国兽医在马身上试用一种新的白喉疫苗时意外地发现：一些动物的注射部位会出现脓肿，而这些动物也往往会产生更强的免疫反应。这让他开始思考：是不是可以在疫苗中添加什么物质来促使这种情况的发生？

接下来，加斯顿·雷蒙分别在注入动物的疫苗里添加了各种奇奇怪怪的物质：木薯、淀粉、琼脂、卵磷脂甚至面包屑。最终，实验是成功的。那些注射了含有前述物质疫苗的动物，比那些只注射不含添加物的疫苗的动物，所产生的抗体要多得多。

佐剂由此而诞生。

然而，佐剂的研发过程是极其缓慢的。自加斯顿·雷蒙提出佐剂概念后，1926 年，Glenny 等学者发现用铝盐沉淀的白喉类毒素悬液比单纯的白喉类毒素具有更好的免疫效果，由此发明了铝佐剂。自此之后的 70 多年里，铝佐剂被广泛用于疫苗制造，一直是获批疫苗产品中唯一的佐剂。

1997 年，MF59 作为佐剂的三价流感疫苗在欧洲获批，这是一种基于水包油的乳液型佐剂，是继铝佐剂后第一个被列入人用疫苗的新型佐剂，是疫苗佐剂历史上又一个重大里程碑。迄今为止，近百年时间里，美国食品药品监督管理局（FDA）批准上市的新型佐剂也仅有 6 款，分别是 MF59、AS04、AS03、AS01、CpG1018，以及制备新冠疫苗紧急使用的 Matrix-M 佐剂。

据估计，疫苗每年可挽救 200 万 ~ 300 万人的生命，并可预防终身残疾。没有人能确切地量化在这些成就中有多少要归功于疫苗佐剂。但是，通过佐剂增强人体接种疫苗后产生的反应，可以使疫苗更有效，并能更持久地保护人体。一些统计数据中显示，例如老年人，如果不使用佐剂，某些疫苗根本无法在他们体内发挥作用。

研究发现，新型佐剂对提升疫苗的有效性至关重要，但因其生产难度较高，具有很高的技术门槛，从而导致国内新型佐剂的研发平台至今无法达到较高水平。因此，人类在新型佐剂的研发这条道路上仍需不断努力，向前沿的新型佐剂的研发平台看齐，以解决当下疫苗行业的瓶颈问题。

疫苗起效的全过程

了解疫苗的组成后，接下来就要解读疫苗是如何发挥作用的。这可以先从下面这张图说起。

从图片里可以看到，当一剂疫苗进入人体后，体内便开始悄悄发生了一系列的变化。有了上一章节介绍的免疫学知识基础，现在对于理解疫苗起效的原理并不算太难。

疫苗注射到肌肉中，皮肤下的树突状细胞吸附疫苗中的蛋白质抗原，疫苗佐剂作为外来信号，刺激树突状细胞表面的一种受体——模式识别受体（pattern recognition receptor，PRR）；树突细胞激活，把疫苗中的抗原转运至淋巴结。树突细胞是一种抗原提呈细胞，在淋巴结，树突状细胞表面的主要组织相容性复合体（major histocompatibility complex，MHC）蛋白将疫苗抗原信息搜集后形成病原菌多肽复合物。当在淋巴结内找到T细胞后，通过T细胞表面的受体（T cell receptor，TCR）对病原菌多肽复合物的精准识别，以此激活T细胞。此时，特异性免疫系统登场了。

激活后的T细胞再驱动淋巴结中的B细胞发育。在这里，依赖T细胞的B细胞发育，产生并分泌针对疫苗抗原的特异性抗体。在接下来的几周内，机体血清抗体水平会迅速上升。机体内还会产生记忆B细胞，它的作用是免疫记忆；

当接种疫苗后再次接触相应的病原体，身体的免疫系统通过免疫记忆，对熟悉的病原体进行消灭。这种细胞迁移到骨髓中，寿命可长达数十年，可以持续产生抗体。CD8 + 记忆 T 细胞在遇到病原体时可以迅速增殖，而 CD8 + 效应 T 细胞对于消除感染的细胞非常重要。

值得一提的是，在人体接种疫苗后，会产生免疫记忆，这是记忆 B 细胞的功劳。这并不是说感染过了就不需要接种疫苗，人体感染病原体后所产生的抗体并不会永久存在于血液中，产生抗体的记忆 B 细胞也会逐渐消失，在抗体浓度低的情况下再次接触病原体，有可能会再次诱发感染。所以，人类仍然需要借助疫苗的力量，产生持久的特异性免疫，发挥杀灭病原微生物的作用。

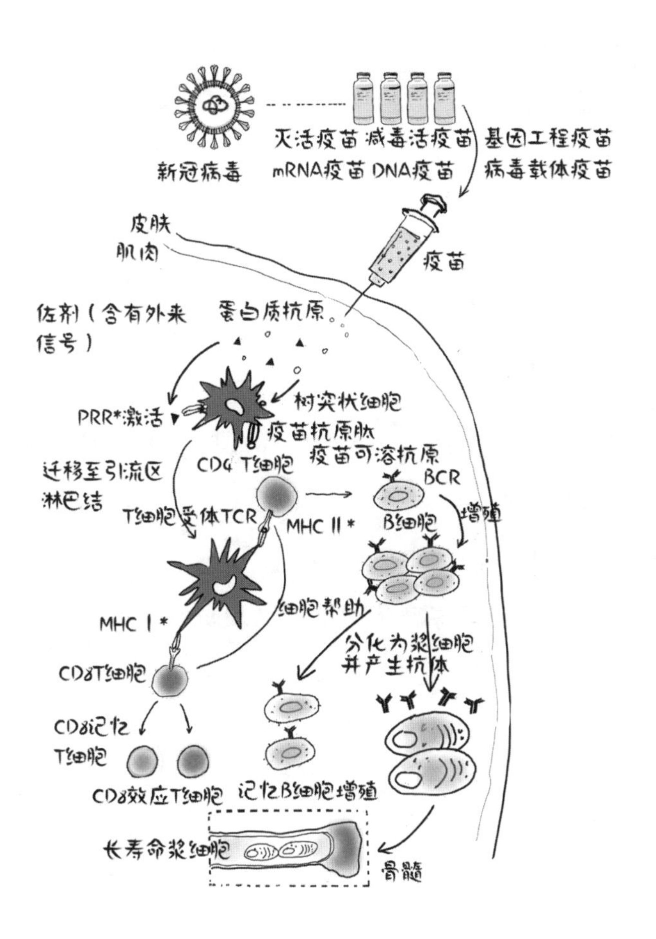

▲ 疫苗是如何发挥作用的

参考：POLLARD AJ, BIJKER EM. A guide to vaccinology: from basic principles to new developments[J].Nature Reviews Immunology, 2021,21(2):83-100.

注：MHC Ⅰ，组织相容性复合物Ⅰ；MHC Ⅱ，组织相容性复合物Ⅱ；PRR，模式识别受体（识别外来信号）。

疫苗群体免疫

群体免疫作为通过在人群中有达到足够数量的人获得免疫保护，以此减少传染病的传播和流行的现象，可实现对未被免疫的个体的保护，其中包括婴幼儿和免疫系统受损人群在内的那些无法接种疫苗的人群。而群体免疫的形成通常是通过疫苗接种来实现的。

通常，疫苗研制的主要目的是防止感染症状的出现，也就是预防发病。但某些疫苗除了可以预防发病，还可以预防无症状感染或病原体定植（病原体长期在人体内与人类共存），从而减少人获得病原体的风险，进而减少病原的传播，由此建立群体免疫。

疫苗不能直接保护人群中的每一个人，因为有些人由于各种原因没有接种疫苗，还有少部分人尽管接种了疫苗，但是没有免疫反应。免疫计划最重要的优势就是获得群体免疫。一个人接种疫苗，获益的人，会比一个人多得多。

对于高传染性病原体，如引起麻疹或百日咳的病原体，大约 95% 的人口接种疫苗才能防止人群中的疾病暴发。

不接种疫苗

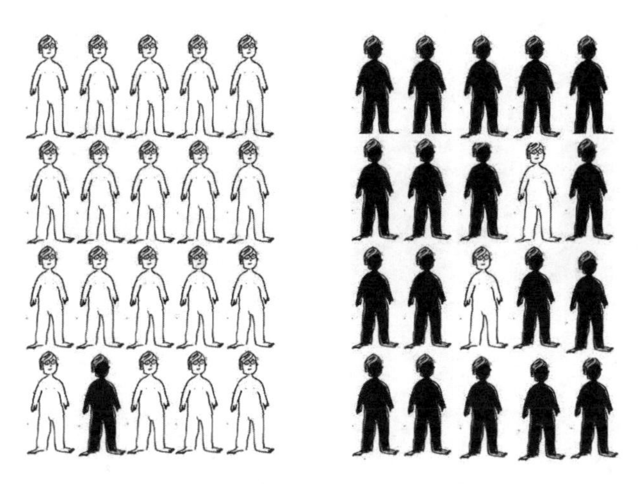

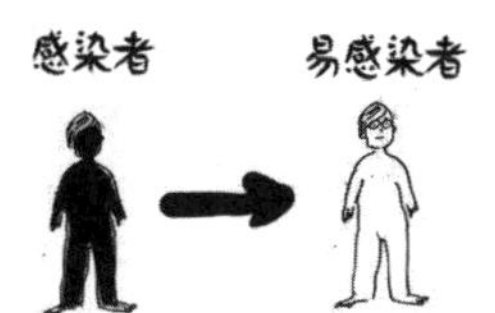

感染从有疾病的个体传给易感个体，并在整个人群中传播。

疫苗覆盖率低于阈值的群体保护

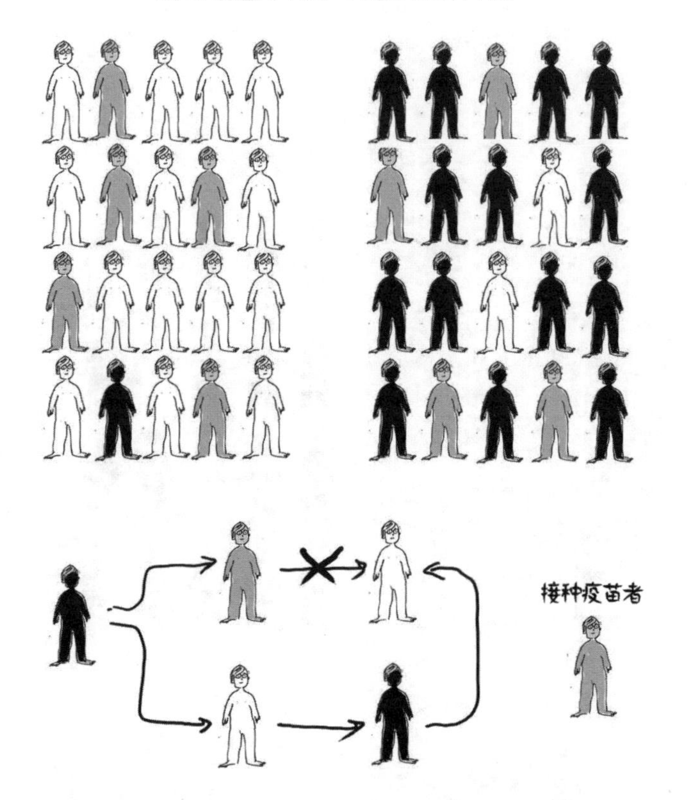

除了接种疫苗的人外，感染仍可传染给易受感染的人，并在整个人群中传播。

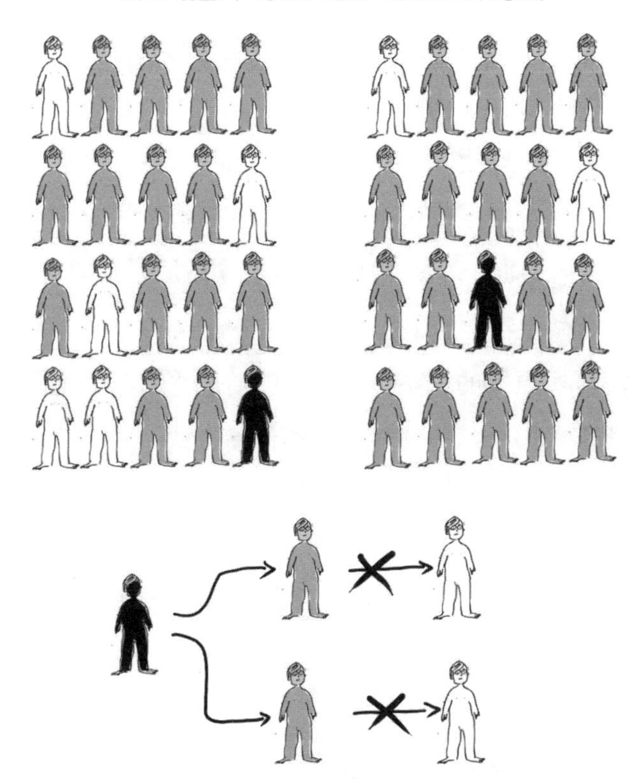

▲ 群体免疫

参考：POLLARD AJ, BIJKER EM. A guide to vaccinology: from basic principles to new developments[J].Nature Reviews Immunology, 2021,21(2):83-100.

疫苗的发展不仅为个体提供了免疫保护，更重要的是它们创造了群体免疫的屏障，并为减少了传染病的发生率，消灭某些疾病以及全球卫生做出了巨大贡献。疫苗的发展历程可以追溯到数个世纪以前，而疫苗的诞生与发展史，更是人类与瘟疫长达几个世纪的斗争史。

早在 14 世纪，黑死病席卷欧洲大陆并夺去了数千万人的生命。在人类承受瘟疫所带来的苦难与生离死别的同时，对控制疾病的渴望也在那一刻成了人类心中战胜黑暗的光。

伴随着微生物学的不断发展，在 19 世纪时科学家们开始理解瘟疫与病原体的关系。路易・巴斯德等科学家通过一系列的科学研究揭示了病菌的存在和传播方式，并为疫苗的发明和抗生素的发现奠定了基础。

当历史的车轮驶入 20 世纪时，疫苗已然成为战胜瘟疫的重要武器。麻疹、白喉、脊髓灰质炎等传染病的疫苗的研发、应用，大大减少了疫情的发生和传播，并挽救了数以百万计的生命。

人类从未停止过对控制瘟疫的渴望，可残酷的现实却一次又一次告诫人类，瘟疫从未彻底消失。从 20 世纪末至 21 世纪初，艾滋病、埃博拉和流感等人类未曾了解和遭遇的瘟疫，一波又一波地威胁着人类的健康。而当人类再次面对未知的疾病时，早已不再像过去一样受其摆布。科学家和医疗专家通过全球合作和技术创新，努力开发疫苗、提高诊断能力和加强疫情监测，有效控制了新发突发瘟疫的传播。

自 2020 年初暴发的新冠疫情再次向人类发起了瘟疫的威胁。然而，今时不同往日，在短时间内多款新冠疫苗的成功研发和紧急授权上市使用。不同技术路线的疫苗和完善的“疫苗接种计划方案”及时有效地控制了疫情的蔓延，也在更大的程度上降低了由于疫情所带来的资源与经济损失。

现代疫苗的种类及研发技术路线

近年来，现代疫苗的研发取得了显著的进展，为人类的健康和公共卫生做出了巨大贡献。疫苗作为预防传染病的强大工具，随着科学技术的不断发展，也实现了种类的多样化和技术路线的革新。从起初的传统灭活疫苗到如今的基因工程技术在疫苗研发领域的应用，现代疫苗发挥出了相比于传统疫苗更精准高效的作用。这里将探讨现代疫苗的不同种类和相关的技术路线。在了解现代疫苗发展水平的同时，更有助于人类展望未来疫苗领域的发展方向和前景。通过不断的创新和合作，可以进一步提高疫苗的安全性、有效性和覆盖范围，以制订更完善的疫苗研发和接种方案，从而为全球公共卫生事业带来更大的福祉。

除了减毒活疫苗和灭活疫苗之外，现代疫苗还包括了亚单位疫苗、重组载体疫苗、DNA 疫苗和 mRNA 疫苗。

减毒活疫苗

减毒活疫苗是指用反向遗传技术、人工诱导变异或从自然界筛选出来的毒力高度减弱的病原微生物制成的疫苗。减毒就是毒性减弱的意思，可以理解为当某种高传染性、高致病性病原体出现以后，在自然界中发现了与其高度同源且致病力极低甚至不致病的病原体；或者通过实验室不断扩增并选育出那些因为自身突变导致致病力显著下降的病原体，它们有能让人类免疫系统识别出来的抗原，但是不致病。科学家们利用它们来制成减毒活疫苗。例如在前面提到的爱德华·詹纳发现牛奶厂挤奶女工手部感染了牛痘，从而获得了对天花的免疫力。进而将牛痘提取物（包含活的牛痘病毒）接种给儿童，成功使其获得了对天花的免疫力，牛痘提取物其实就是一种减毒活疫苗。目前已上市的减毒活疫苗包括麻疹、腮腺炎、风疹和水痘的单价减毒活疫苗及其4种联合减毒活疫苗，轮状病毒减毒重配活疫苗、脊髓灰质炎减毒活疫苗、流感减毒活疫苗、乙型脑炎减毒活疫苗、甲型肝炎减毒活疫苗、登革热减毒活疫苗、黄热病减毒活疫苗等。

减毒活疫苗的优点在于活疫苗的成分使其在接种后能持续刺激机体产生体液免疫和细胞免疫应答，免疫效果较好，而且作用时间长。另外因为是活的病毒或细菌，所以可以直接诱导产生免疫应答，不需要佐剂，也不需要对抗原蛋白进行提纯。然而，减毒活疫苗也并非没有缺点，毒力返祖现象的出现以及造成环境污染后引发的交叉感染；缺损颗粒可能干扰疫苗的免疫效果；产品的分析评估较为困难且疫苗难以保存以及运输等条件要求较高等。

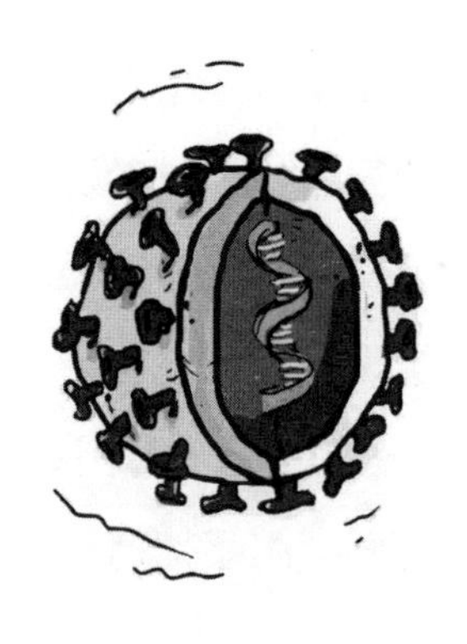

▲ 减毒活疫苗

资料来源：世界卫生组织官网 https://www.who.int/zh/news-room/feature-stories/detail/the-race-for-a-covid-19-vaccine-explained。

灭活疫苗

与减毒活疫苗不同，灭活疫苗是一种死疫苗。科学家把病原微生物培养、增殖，用物理化学方法灭活制成的疫苗。这样处理过的病原微生物不能繁殖，可以理解为病原体的尸体。将其注射到人体，这些病原体尸体不具有遗传物质，或者核心的遗传物质已被破坏，所以无法造成人体的感染。但病原体的蛋白质外壳可以诱导人体产生特异性免疫应答，从而让人产生相应的疾病免疫力。灭活疫苗既可由整个病毒或细菌组成，也可由其裂解片断组成。目前市面上可用的灭活疫苗主要有脊髓灰质炎灭活疫苗、流行性感冒灭活疫苗、乙型脑炎灭活疫苗、甲型肝炎灭活疫苗、狂犬病疫苗、EV71 型手足口病疫苗等。

值得一提的是，灭活疫苗研发技术是比较传统和成熟的。具备生产工艺简单、制备和产业化技术平台成熟、稳定性好、使用安全等优势。此外，灭活疫苗质控点和评价方法也比较明确，而且通常都有较好的安全性和免疫原性。由于灭活疫苗有比较成熟的生产工艺，所以研发可以利用预先已有的技术和基础设施。这使其相较于新型疫苗技术，能够更快速地启动研发流程。然而，灭活疫苗也存在不可忽视的缺点。由于它主要诱导体液免疫应答，而负责合成抗体的细胞只能对这种病原体保持一定时间的记忆。随着细胞记忆的不断衰退，人体免疫力也渐渐衰竭。相对较弱的免疫效果使其需要多次接种以实现记忆强化，例如脊髓灰质炎灭活疫苗在幼儿 2、3、4 月龄需要进行 3 次基础免疫，之后还需要在 18 月龄时进行 1 次加强免疫。

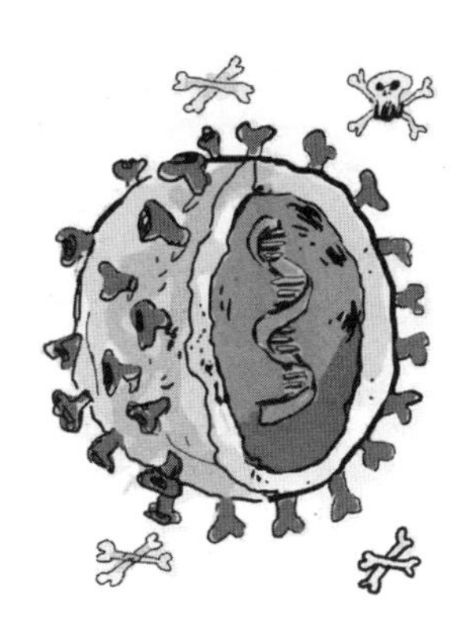

▲ 灭活疫苗

资料来源：世界卫生组织官网 https://www.who.int/zh/news-room/feature-stories/detail/the-race-for-a-covid-19-vaccine-explained。

亚单位疫苗

亚单位疫苗，也叫组分疫苗，顾名思义，它不是一整个病原体，只是病原体的一部分。亚单位疫苗是将病原体通过化学分解或有控制性的蛋白质水解方法处理后，提取其有免疫活性的抗原部分制备的一类疫苗，是将致病菌主要的保护性免疫原存在的组分制成的疫苗。

亚单位疫苗的研发基于已发布的病原体基因序列，将目的抗原基因通过重组的方式构建在表达载体（常用的表达载体主要有细菌、酵母、哺乳动物或昆虫细胞等）上，从而诱导载体产生抗原蛋白。并将抗原蛋白纯化后制成疫苗。与前面提及的两种疫苗一样，该疫苗研发技术相对成熟，目前已经上市的疫苗包括了流感亚单位疫苗等一系列疫苗。

亚单位疫苗技术路线最大的优势主要表现在其生产工艺的安全性高，且生产和研发过程中不需要高等级的生物安全实验室。另一方面，在工艺路线确定后，该技术适合于规模化生产，这远远优于传统的疫苗研发平台。安全性和稳定性的保证使其不存在感染风险并支持较好的耐受性。值得一提的是，对于突破感染病例，亚单位疫苗更容易采用抗体检测的方法进行鉴别诊断。比如，可以通过检测非疫苗组分所针对的抗体来判断是疫苗接种所诱导的抗体还是自然感染所致。然而，亚单位疫苗存在的挑战主要为由于疫苗是利用不同表达系统来表达病原体的部分蛋白作为抗原，最终表达的

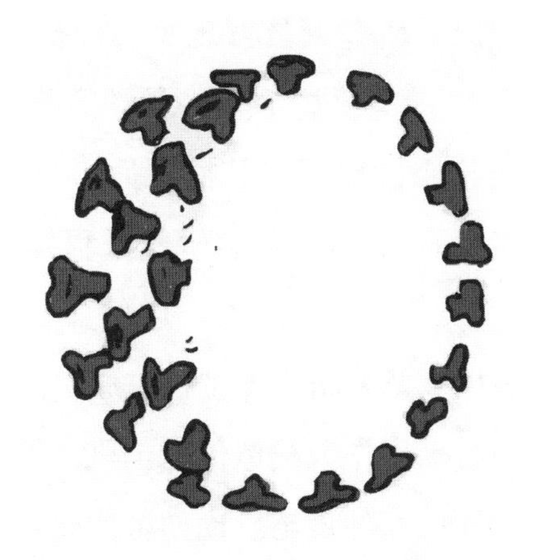

▲ 亚单位疫苗

资料来源：世界卫生组织官网 https://www.who.int/zh/news-room/feature-stories/detail/the-race-for-a-covid-19-vaccine-explained。

抗原蛋白可能与病毒蛋白的天然构象存在差异，这有可能在一定程度上影响疫苗的免疫原性。此外，由于只是病原体的一部分蛋白作为抗原，免疫原性弱，一般需要佐剂增强，而且产生免疫记忆效应可能较弱。

重组载体疫苗

重组载体疫苗的发现是一项里程碑式的科学成就，为现代疫苗技术开辟了新的道路。在 20 世纪 70 年代末和 80 年代初，当时科学家们正致力于开发一种更安全、更有效的疫苗方法。而此时，研究人员发现了一种被称为重组 DNA 技术的革命性方法。这项技术允许科学家将特定基因从一个生物体中剪切出来，然后将其插入另一个生物体的 DNA 中。这种技术的突破使得疫苗的研发进程发生了根本性的改变。

重组病毒载体疫苗是指将保护性抗原基因重组到微生物基因组中，利用微生物作为载体传送至机体细胞内，并使其能表达产生保护性抗原的疫苗。比如将病原体负责诱导合成免疫原性蛋白质或亚单位的基因片段（抗原）找出来，然后嫁接到某种我们熟知的、没有致病性或者致病性极微弱的病毒（例如腺病毒）上。这些被嫁接的病毒作为载体病毒带着基因片段进入人体细胞，大量合成可以诱导免疫应答的蛋白质或亚单位。这就等于综合了减毒活疫苗和亚单位疫苗的优势，又避免了各自的短板。

根据载体病毒能否产生活的子代病毒分为复制型和复制缺陷型（即非复制型）病毒载体。复制型病毒载体进入人体细胞后，可以产生大量子代病毒，外源基因的数量会随着载体基因组的复制而增加，从而诱导机体产生强烈、持久的免疫反应。但同时载体病毒自身的蛋白也会大量表达，可能会对机体产生副作用，因此复制型病毒载体的安全性有待优化。不同于复制型病毒载体，非复制型病毒载体疫苗只能一次性感染细胞，不会产生子代病毒，安全性好，但外源基因表达相对较低，免疫效果不比复制型病毒载体。

目前，已有多种病毒载体如痘病毒、腺病毒、疱疹病毒、水疱性口炎病毒和黄热疫苗病毒 17D 株等被用于疫苗的开发研究。其中以腺病毒、痘病毒和水疱性口炎病毒研究最多，在这里我们将重点介绍腺病毒作为载体的疫苗研发信息。

腺病毒是一种无包膜的双链 DNA 病毒，可引起呼吸道、眼部、胃肠道、尿路等感染，在全球许多地区成人中腺病毒抗体阳性率水平均较高。腺病毒载体疫苗研发主要以非复制型腺病毒研究为主。目前主要应用包括于 2017 年在中国获批的中国人民解放军军事医学科学院和天津康希诺生物股份公司基于腺病毒载体疫苗合作开发的重组埃博拉病毒疫苗。另一方面，美国杨森制药公司研发的腺病毒载体埃博拉疫苗也已经完成Ⅲ期临床试验。而美国国家过敏症与传染病研究所和英国葛兰素史克公司合作开发的基于黑猩猩 3 型腺病毒载体埃博拉疫苗（ChAd3-EBO）在扩大Ⅱ期临床试验中也显示出良好的免疫原性和安全性。另外，美国 Altimmune 公司的腺载体鼻腔接种流感疫苗和美国 Vaxart 公司研发的腺载体的口服流感疫苗（VXA-A1.1）都在临床试验中表现出良好的免疫原性和安全性。

选择腺病毒作为基因递送载体而研发疫苗是由于其拥有独特的优势。腺病毒的宿主范围广，而且多数型别的腺病毒对人致病性低，可以同时感染增殖细胞和非增殖细胞，不存在整合到人体中的风险和无插入致突变的风险。在不同的剂型配方下，腺病毒载体疫苗的储存条件方便灵活，无论是在4℃液体缓冲液或以冻干粉形式均可长期储存。腺病毒自身既可以作为抗原，也可以作为重组基因的载体。而且有研究表明，腺病毒同时具有免疫佐剂的功能，可以激发机体天然免疫反应，因此使疫苗的研发更加简便且有利于降低生产成本。此外，以病毒为载体的疫苗生产工艺的平台通用性较高，可以基于同一个平台进行针对多种不同病原体的疫苗研发。

与所有的疫苗一样，腺病毒疫苗研发过程中也有其特有的困难和挑战。其中疫苗构建过程中遇到的最大的问题，就是人体对腺病毒预先存在的免疫反应。而人体的免疫力可能会影响疫苗诱导的免疫反应强度，从而影响保护效果。

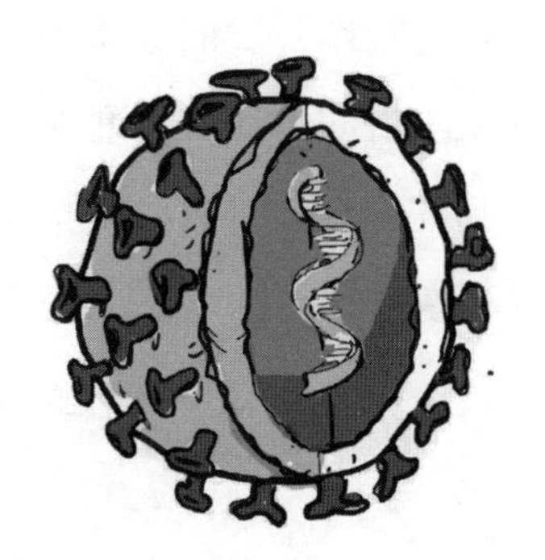

▲ 病毒载体疫苗

资料来源：世界卫生组织官网 https://www.who.int/zh/news-room/feature-stories/detail/the-race-for-a-covid-19-vaccine-explained。

DNA 疫苗

DNA 疫苗属于核酸疫苗的一种。核酸疫苗的发明是现代疫苗研究的一项重大突破，为预防传染病提供了创新的解决方案。DNA 疫苗是将外源目的基因片段构建在 DNA 质粒中，重组后的 DNA 导入机体后被宿主细胞捕获，在活体内表达目的蛋白（抗原），产生的抗原刺激机体产生特异性免疫应答，从而使机体获得免疫保护的一种核酸制剂。DNA 疫苗发挥作用的机制是通过将编码来自外部的抗原蛋白的基因并重组到表达质粒（一种环状的 DNA 分子，通常具有自主复制的能力，可以在细胞内独立地复制和传递）中，然后将质粒导入人体内，利用人体细胞中的遗传物质表达抗原蛋白，通过抗原蛋白诱导机体产生相应的免疫应答，从而达到预防和治疗疾病的目的。

目前，DNA 疫苗已经被用于针对各种人类病原体，如人类免疫缺陷病毒、流感病毒、疟原虫、乙型肝炎病毒、呼吸道合胞病毒和单纯疱疹病毒等多种疫苗的开发，并已进入临床试验阶段。目前尚无人用 DNA 疫苗被批准上市，但是 DNA 疫苗在动物疫苗领域已经有多年的使用历史，并获批多种动物用 DNA 疫苗。

相较于传统的疫苗研发技术，DNA 疫苗具有非常明显的优势。首先，DNA 疫苗不存在感染的危险，以及散毒、病毒污染及个体传染源的敏感性相关的毒力改变。其次，对于常规疫苗难以培养或危险的致病体，DNA 疫苗的构建也相对简单，能在体内长期存在并持续表达低水平的抗原蛋白，无须后续免疫注射而能够诱导持续的免疫效应，因此很微量的抗原即可刺激机体产生强而持久的免疫应答。有研究数据表明，DNA 疫苗给小鼠肌内注射后，可以在 2 年内持续检测到疫苗 DNA，提示 DNA 疫苗可能诱导持续性的免疫效应。再次，DNA 疫苗主要是通过构建高效表达的质粒，然后利用细菌克隆进行批量生产。相较于普通疫苗，DNA 疫苗无抗原提取、纯化等烦琐且耗时较长的过程，生产方式相对简单，生产效率高。DNA 疫苗用量较少，比其他疫苗更符合成本效益，同时也避免了生物制剂长期反复使用后的疗效降低。最后，DNA 疫苗相比于传统的疫苗，由于干燥的 DNA 小粒在室温下相对稳定，不需要冷藏设备，所以更易于疫苗的储存和运输。

不过，除了上述优势外，DNA 疫苗还存在需要解决的问题和挑战。事实上，由于 DNA 疫苗的目的基因、载体和启动子的选择决定了 DNA 免疫效果的关键，因此需要慎重。此外，DNA 疫苗需将部分或全部质粒序列整合到宿主基因组，从而有可能导致抑癌基因失活或致癌基因激活，或导致染色体不稳定（断裂和突变），因此存在潜在的安全性风险，从而使得质粒 DNA 的持久性和稳定性需要在临床前进行有效的评估。此外，DNA 疫苗可能刺激机体产生与自身免疫性疾病（如系统性红斑狼疮）相关的抗 DNA 抗体。临床前数据表明，DNA 疫苗可以增加抗 DNA 自身抗体的产生。正常小鼠中，细菌质粒 DNA 诱导产生抗双链 DNA 自身抗体，而在系统性红斑狼疮小鼠中，DNA 疫苗加速了自身免疫的发展。另外，DNA 疫苗的递送系统屏障可能会影响疫苗效果，因此需要选择合适的接种途径。由于质粒 DNA 疫苗进入细胞核需要跨越几道屏障（通过内吞作用或胞饮作用穿过磷脂细胞膜，避免溶酶体和胞质核酸酶的降解，并跨核转运），所以，如果缺乏有效的递送系统，则难以将 DNA 质粒递送到宿主细胞中。针对此问题，包含裸 DNA 直接注射和脂质体包裹后注射的注射免疫法成为最常用的 DNA 疫苗免疫方式。不同接种位置也显示出不同的接种免疫效果，研究表明肌内注射保护效果优于鼻腔内、腹腔内接种、静脉内和经皮接种。另有研究表明，用不同接种方式对 DNA 疫苗免疫效果进行比较，结果发现，用基因枪接种比直接注射 DNA 疫苗保护效果好 600 ~ 6 000 倍。

mRNA 疫苗

mRNA 疫苗也是核酸疫苗的一种，不同于 DNA 疫苗，mRNA 疫苗是将编码保护性抗原的基因序列通过转录、合成等工艺制备的修饰后 mRNA，通过特定的递送系统导入细胞，从而刺激机体产生特异性免疫应答，使机体获得免疫保护的一种核酸制剂。根据 mRNA 疫苗能否自我扩增复制，可以将 mRNA 疫苗分为自扩增型 mRNA 疫苗和非复制型 mRNA 疫苗。自扩增型 mRNA 疫苗通过在宿主细胞内进行 RNA 的自我扩增，从而诱导高水平抗原表达。近年来开发了各种 mRNA 疫苗技术平台，其免疫原性已在临床研究中得到验证。

mRNA 疫苗研发过程主要包括目标抗原的选定、基因序列获取、目的基因质粒构建、RNA 体外转录和 mRNA 疫苗的修饰和优化几个关键步骤。由于不同的蛋白质是由不同的 RNA 序列编码，因此找到最佳蛋白质抗原，是确定 mRNA 疫苗研发方向的关键。mRNA 的序列一般是通过体外转录的方式获取，不同于 DNA 的稳定性，mRNA 本身非常容易被降解，为了保证其稳定性，在体外获取 mRNA 后通常需要对 mRNA 进行核苷酸的修饰和密码子的优化，这对于提高 mRNA 疫苗的翻译效率和保证其稳定性都非常重要。

相比于传统的疫苗，mRNA 疫苗有其独特的优势。首先，mRNA 疫苗的获取是通过酶促体外转录的过程进行生产，该过程不依赖于细胞的扩增，所以可以轻松实现所有的生产过程的监测和质控，而且该过程节省了细胞培养、抗原提取和纯化等过程，大大缩短了生产时间，能够很容易实现量产，提高了疫苗的产能。根据目前研发单位的报道，mRNA 疫苗可以轻松地实现上亿甚至上 10 亿剂次的年产量，这对于快速响应全球范围的新发传染病至关重要。mRNA 的研发和生产周期短，前期合成比较快，一旦临床数据验证其有效性和安全性，能够在短期内向下游推进疫苗的生产。其次，有临床数据显示，mRNA 疫苗可同时诱导机体产生体液免疫和细胞免疫，通过多种机制来保护机体。最后，mRNA 由于其自身的特性，免疫后在转染细胞的细胞质中能够很快降解，能够降低其在安全性方面的风险。而且不存在 DNA 疫苗整合到宿主染色质中的风险。

然而，mRNA 疫苗研发过程中也存在着各种挑战，首先是 mRNA 的稳定性问题。mRNA 自身的不稳定性，会严重影响疫苗的效果。增强 mRNA 的稳定性是一个系统工程，既可以从提高 mRNA 自身的稳定性如优化合成体系、密码子优化和修饰核苷酸入手，也可以同时通过提高递送系统的效率来达到目的。第一，裸露的 mRNA 直接进入体内会被降解，目前比较常见的是利用载体辅助 mRNA 的递送，常用载体包括树突细胞、鱼精蛋白、脂质体和高分子载体等。脂质纳米粒载体是目前 mRNA 疫苗最常用的载体之一。第二，mRNA 作为新一代的疫苗，与 DNA 疫苗相同，其潜在安全性的风险也是需要充分评估的。mRNA 疫苗的毒性风险主要来源于人工合成原料中的核酸类似物所产生的毒性，以及 mRNA 采用的包裹材料所产生的毒性。第三，mRNA 疫苗存在引起周围宿主细胞凋亡的风险，大量的细胞凋亡会引起一定强度的炎症反应。人工在体外转录生产出的 mRNA，常常无法在一级序列和二级结构方面与人体 DNA 自然转录的 mRNA 保持一致，从而在翻译蛋白质和激活免疫反应的过程中存在差异。第四，在质量控制方面，如何检测残留的模板 DNA 和合成不完全的 mRNA，同样是当前研究开发 mRNA 疫苗所需要面临的一大问题。

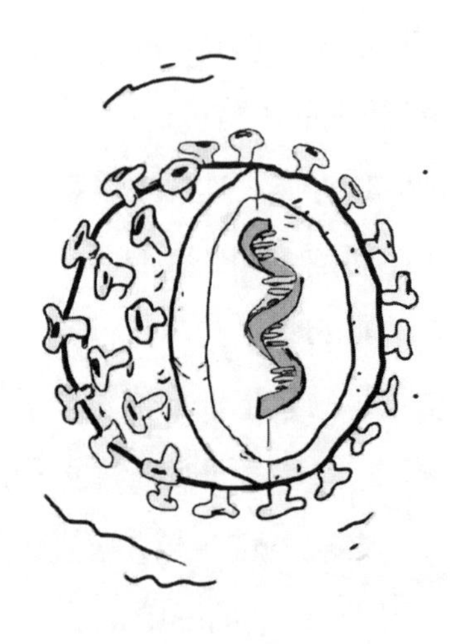

▲ 核酸疫苗

资料来源：世界卫生组织官网 https://www.who.int/zh/news-room/feature-stories/detail/the-race-for-a-covid-19-vaccine-explained。

疫苗上市前的监管体系

众所周知，食品和药品在上市前都必须进行严格的监管；作为一种特殊药品，疫苗也不例外。一种疫苗从完成实验室研发到正式上市使用，同样需要对其质量和安全进行科学的验证和更为严格的监管。行百里者半九十，为守住疫苗的安全底线，促使其真正发挥预防和控制疾病的作用，建立健全科学、高效、权威的监管体系尤为重要。

回顾中国疫苗事业百余年发展历程，针对疫苗的监管体系经历了一个从无到有、逐步完善的过程。

1949 年之前的疫苗监管

1919 年北洋政府在北平成立中央防疫处，隶属内务部卫生司，标志着我国疫苗事业的开端。最初的防疫处既负责血清、疫苗的制备，也负责防疫计划的制订和行政管理。1928 年防疫处由南京国民政府接管，成为专门的生物制品生产、研究机构。中央防疫处曾先后生产牛痘、狂犬病疫苗、伤寒疫苗、霍乱疫苗、鼠疫细菌性疫苗以及白喉、破伤风类毒素等。抗日战争与解放战争时期，政府以及民间机构曾组织开展过不同规模的疫苗生产活动，但由于当时政治局势混乱，难以对疫苗实行有效的监管。

中华人民共和国成立早期的疫苗监管

1949—1953年，我国先后在北京、上海、成都、兰州、长春、武汉六个城市建立生物制品研究所，负责疫苗产品的研发与生产。1950年，中央人民政府卫生部生物制品检定所成立，负责全国生物制品的质量控制、各种标准品的分发，并组织起草修订生物制品制造及检定规程。随后各个生物制品研究所设立检定科，由专职检定人员严把制品质量。1952年卫生部批准颁布我国第一部生物制品国家法定标准——《生物制品法规》。1959年卫生部批准颁布《生物制品制造及检定规程》，后经修订并更名为《中国生物制品规程》。

1958—1976年，我国先后经历了"大跃进""三年困难时期"以及"文化大革命"，疫苗事业在挫折中前进。1963年，卫生部、化工部、商业部联合发布新中国第一部综合性药政法规——《关于药政管理的若干规定》。监管部门引入苏联的驻厂监督员方式，直接介入疫苗生产过程以实现管控。1982年卫生部开始颁发疫苗生产许可，1983年明确中国药品生物制品检定所负责生物制品质量的检定和监督工作。

疫苗监管法律法规体系的建立

1985年我国颁布实施《中华人民共和国药品管理法》，同年成立了药品审评委员会。自此疫苗产品全部由卫生部统一审批。随后卫生部又制定并颁布了《新药审批办法》及《新生物制品审批办法》，对疫苗的分类和命名、研究（临床前研究）、人体观察（临床研究）、生产进行了详细的规定。从此我国疫苗的监管与审批进入了法制化时期。

20世纪90年代，随着全球经济时代的到来和跨国制药工业的蓬勃发展，我国制定药物临床试验质量管理规范（good clinical practice，GCP）迫在眉睫。我国于1998年颁布了首个《药物临床试验质量管理规范》（试行）。2003年经修订完善后正式实施。2020年再次完成修订，同年7月1日起施行。

1998年国家药品监督管理局成立，疫苗的监管迎来了独立专业的行政执法机构。1999年《新生物制品审批办法》颁布，更新了生物制品分类，并进一步明确了新生物制品研制的要求、临床研究申报与审批流程、生产的申报和审批流程等。2001年完成《中华人民共和国药品管理法》修订，2002年配套出台《中华人民共和国药品管理法实施条例》，提出药品注册的概念。2002年《药品注册管理办法》试行，并于2005年颁布，2007年进行了修订和完善，我国疫苗的监管法律法规体系基本成形。

疫苗监管体系的调整和完善

自2003年1月15日起，我国对疫苗等生物制品实行批签发管理。在中国境内上市的疫苗，应当经国务院药品监督管理部门批准，取得药品注册证书；申请疫苗注册，应当提供真实、充分、可靠的数据、资料和样品。未通过批签发的产品，不得上市销售或者进口。

疫苗临床试验作为疫苗研发过程中风险最高的环节，也是决定疫苗能否获得上市许可的关键环节，力图通过采用科学的研究设计、规范的质量管理体系、标准化的检测方法从安全性、免疫原性和保护效力方面来研究疫苗对人体的影响。因此，疫苗临床试验也是疫苗监管体系关注的重点。

2003年药品监督管理部门陆续发布指导疫苗临床研究的系列技术指南，其中《疫苗临床试验技术指导原则》是我国颁布的首个专门针对疫苗临床试验的技术指导原则。

2013年出台《疫苗临床试验质量管理指导原则（试行）》，同年发布并实施《一次性疫苗临床试验机构资格认定管理规定》，对拟开展疫苗临床试验的机构进行一次性疫苗临床试验机构资格认定。2019年将资质认定改为备案管理，要求省（自治区、直辖市）级以上疾病预防控制机构遴选和评估具备疫苗预防接种资质的机构作为试验现场单位，在备案平台上进行登记备案。

2019年《中华人民共和国疫苗管理法》颁布施行。作为世界上第一部专门关于疫苗监管的国家立法，其体现了国家对疫苗实行“四个最严”的管理制度。该法共11章100条，其核心充分体现了疫苗产品的“战略性”和“公益性”地位。为确保《中华人民共和国疫苗管理法》有效贯彻执行，国家药品监督管理局组织修订《生物制品批签发管理办法》。2021年5月发布了《药物警戒质量管理规范》，进一步强调落实疫苗全生命周期管理的要求，对疫苗临床试验登记、临床试验期间的监管以及疫苗的药物警戒均提出了更高的标准。

对疾病预防、控制急需的疫苗和创新疫苗，国务院药品监督管理部门可予以优先审评审批。其中加快注册的审评审批程序包括：突破性治疗药物程序、附条件批准程序、优先审评审批程序、特别审批程序。基于我国制定的特别审批程序应对突发的公共卫生事件的新疫苗，如2008年人感染高致病性禽流感病毒灭活疫苗（国家储备）、2009年甲型H1N1流感病毒裂解疫苗（率先在全球上市）、2015年重组埃博拉病毒病疫苗（申报注册临床）、2015年口服Ⅰ型Ⅲ型脊髓灰质炎减毒活疫苗（上市）、2017年Sabin株脊髓灰质炎灭活疫苗（上市）以及2020年新冠疫苗的研发。

随着我国对生物制品的重视和生物技术的快速发展，新型疫苗不断出现，对疫苗上市前开展临床试验的监管制度也在日趋完善。

国家疫苗监管体系通过世界卫生组织（WHO）评估

一种疫苗被成功研制后，又将如何走向世界、使其受众更广呢？

首要条件就是要通过WHO对生产国国家监管机构（national regulatory authority，NRA）评估，并对具体疫苗品种进行预认证（prequalification，PQ）。

目前WHO开展NRA评估要点由9个板块组成，即国家监管体系、注册和上市许可、药物警戒、市场监管、机构许可、监督检查、实验室和检验、临床试验监管及批签发。获得WHO预认证有助于我国疫苗产品被国际认可，列入联合国儿童基金会等国际机构疫苗采购清单，出口其他国家。

我国已于2010年、2014年、2022年先后3次接受并通过疫苗监管体系评估，彰显了我国疫苗监管体系对标国际标准、监管能力和水平提升，能够保障疫苗产品安全、有效、质量可控，从而更好地守护人民健康，同时也为我国疫苗产品走出国门、助力世界公共卫生事业发展创造了良好条件。

自首次通过疫苗国家监管体系评估以来，我国已有乙型脑炎减毒活疫苗、流感疫苗、口服Ⅰ型Ⅲ型脊髓灰质炎减毒活疫苗、甲型肝炎灭活疫苗、二价人乳头状瘤病毒疫苗等多款疫苗通过WHO的疫苗预认证，被联合国儿童基金会和全球疫苗免疫联盟陆续采购。

随着新疫苗研发和应对全球突发传染病的临床需求的提高，以及疫苗临床试验设计的复杂化以及疫苗临床试验实施的国际化，疫苗上市前的监管面临着越来越多的新挑战。

03 疫苗接种
——保护全生命周期健康

健康中国战略提出“以治病为中心”向“以人民健康为中心”转变，对个人来说，全生命周期的健康保护可以说是从接种第一针疫苗开始的。但疫苗并非儿童专利，人的一生中各个年龄阶段都有相对应的疫苗，每个人从一出生到青少年阶段、成人阶段、老年阶段都能得到特定疫苗的保护，即疫苗可以在人的全生命周期健康中发挥重要作用。

免疫规划疫苗和非免疫规划疫苗

2019 年 12 月 1 日，《中华人民共和国疫苗管理法》（简称《疫苗管理法》）开始施行。作为我国首部有关疫苗管理的专门法律，《疫苗管理法》明确规定疫苗是指为预防、控制疾病的发生、流行，用于人体免疫接种的预防性生物制品，包括免疫规划疫苗和非免疫规划疫苗。

免疫规划疫苗是指居民应当按照政府的规定接种的疫苗，包括国家免疫规划确定的疫苗，各省、自治区、直辖市人民政府在执行国家免疫规划时增加的疫苗，以及县级以上人民政府或者其卫生健康主管部门组织的应急接种或者群体性预防接种所使用的疫苗。国家免疫规划疫苗由政府统一集中采购，按照国家免疫规划疫苗免疫程序免费为适龄儿童和成人接种。非免疫规划疫苗是指除免疫规划疫苗以外，由居民自愿接种的其他疫苗。非免疫规划疫苗面向各个年龄段的人群，居民接种非免疫规划疫苗需要自行承担费用。

需要特别注意的是，免疫规划疫苗和非免疫规划疫苗的划分仅仅是一种人为的分类。之所以把一部分疫苗纳入免疫规划疫苗范围，是根据国家的财力、我国传染病流行的情况来决定的，是为了优先控制严重危害我国儿童健康的传染病。

免疫规划疫苗和非免疫规划疫苗的品种也不是固定不变的，根据我国疾病预防控制工作的需要，随着国民经济的发展与提高，原来属于非免疫规划疫苗的产品，也有可能被纳入免疫规划疫苗进行管理。当然，是否确定为免疫规划疫苗，还要根据该疫苗针对疾病的负担、疫苗能否安全有效地预防疫苗针对传染病的发生、流行，以及疫苗的生产成本和国家财政能否持续负担等多种因素来考虑。

所以，从预防疾病的角度，免疫规划疫苗和非免疫规划疫苗同等重要，需要理性、合理、科学地选择接种疫苗，让疫苗给生命提供更多更强的保护。

疫苗免疫程序制定是一个科学的过程

如同药物说明书中明确规定药物的使用人群、剂量、服用时间等，每一种疫苗均有相应的疫苗免疫程序。疫苗免疫程序主要包括接种疫苗种类、受种人群、接种年龄、剂次数量、接种部位和时间间隔等。

制定疫苗的免疫程序通常是按照循证疫苗免疫策略的方法，首先是通过对疾病的研究、监测和评价，掌握其流行特征和对人群健康危害程度，以及实施不同免疫策略的成本效益；其次，需要通过研究获取疫苗免疫原性和安全性的数据，以及疫苗流行病学保护效果、保护持久性等多角度数据；最后，还需要结合疾病控制的目标与规划、疫苗接种实施保障条件等因素综合考虑、科学合理地制定。只有按照免疫程序接种疫苗，个体和群体才能获得最佳的免疫效果，达到预防疾病的目的。

国务院卫生健康主管部门组织制定并公布国家免疫规划疫苗免疫程序。2021 年，国家卫生健康委员会印发《国家免疫规划疫苗儿童免疫程序及说明》（2021 年版）。各省、自治区、直辖市人民政府在执行国家免疫规划时增加的免疫规划疫苗的免疫程序，由各省、自治区、直辖市按《疫苗管理法》要求结合本地实际情况制订接种方案来明确。

非免疫规划疫苗的接种程序，应当遵循国家卫生行政部门按照《疫苗管理法》要求制定的非免疫规划疫苗使用指导原则、国家疾病预防控制机构制定的具体疫苗的使用技术指南，以及省（自治区、直辖市）级卫生健康行政部门按《疫苗管理法》要求制订的接种方案。上述文件尚未制定或未做出规定的，按照疫苗说明书确定的接种程序使用。

国家免疫规划疫苗儿童免疫程序及说明

《国家免疫规划疫苗儿童免疫程序及说明》（2021 年版）

规定，现阶段国家免疫规划疫苗有卡介苗、乙型肝炎（乙肝）疫苗、脊髓灰质炎疫苗、麻疹腮腺炎风疹联合减毒活疫苗、百日咳白喉破伤风联合疫苗（百白破疫苗）、白喉破伤风联合疫苗（白破疫苗）、脑膜炎球菌疫苗（流脑疫苗）、流行性乙型脑炎（乙脑）疫苗、甲型肝炎（甲肝）疫苗。

国家免疫规划疫苗儿童免疫程序表（表 1）展示国家免疫规划疫苗种类名称、可预防的疾病、疫苗接种途径、接种剂量、疫苗的英文缩写及每一剂次接种年龄。免疫程序所列的各疫苗剂次接种时间，是指可以接种该剂次疫苗的最小年龄，儿童年龄达到相应剂次疫苗的接种年龄时即应接种，如未能完成，卡介苗应在小于 3 月龄完成，乙肝疫苗第 3 剂、脊髓灰质炎疫苗第 3 剂、百白破疫苗第 3 剂、麻腮风疫苗第 1 剂、乙脑减毒活疫苗第 1 剂或乙脑灭活疫苗第 2 剂要小于 12 月龄完成，A 群流脑多糖疫苗第 2 剂要小于 18 月龄完成；麻腮风疫苗第 2 剂、甲肝减毒活疫苗或甲肝灭活疫苗第 1 剂、百白破疫苗第 4 剂要在小于 24 月龄完成；乙脑减毒活疫苗第 2 剂或乙脑灭活疫苗第 3 剂、甲肝灭活疫苗第 2 剂要在小于 3 周岁完成；A 群 C 群流脑多糖疫苗第 1 剂小于 4 周岁完成；脊髓灰质炎疫苗第 4 剂小于 5 周岁完成；白破疫苗、A 群 C 群流脑多糖疫苗第 2 剂、乙脑灭活疫苗第 4 剂小于 7 周岁完成接种。如果儿童未按照推荐的年龄及时完成接种，应尽早进行补种。

表 1　国家免疫规划疫苗儿童免疫程序表（2021 年版）

可预防疾病	疫苗种类	接种途径	剂量	英文缩写	接种年龄														
					出生时	1月	2月	3月	4月	5月	6月	8月	9月	18月	2岁	3岁	4岁	5岁	6岁
乙型病毒性肝炎	乙肝疫苗	肌内注射	10 或 20μg	HepB	1	2					3								
结核病[1]	卡介苗	皮内注射	0.1ml	BCG	1														
脊髓灰质炎	脊灰灭活疫苗	肌内注射	0.5ml	IPV			1	2											
	脊灰减毒活疫苗	口服	1 粒或 2 滴	bOPV					3								4		
百日咳、白喉、破伤风	百白破疫苗	肌内注射	0.5ml	DTaP				1	2	3				4					
	白破疫苗	肌内注射	0.5ml	DT															5
麻疹、风疹、流行性腮腺炎	麻腮风疫苗	皮下注射	0.5ml	MMR								1		2					
流行性乙型脑炎[2]	乙脑减毒活疫苗	皮下注射	0.5ml	JE-L								1			2				
	乙脑灭活疫苗	肌内注射	0.5ml	JE-I								1、2			3				4

续表

可预防疾病	疫苗种类	接种途径	剂量	英文缩写	接种年龄														
					出生时	1月	2月	3月	4月	5月	6月	8月	9月	18月	2岁	3岁	4岁	5岁	6岁
流行性脑脊髓膜炎	A群流脑多糖疫苗	皮下注射	0.5ml	MPSV-A							1		2						
	A群C群流脑多糖疫苗	皮下注射	0.5ml	MPSV-AC												3			4
甲型病毒性肝炎[3]	甲肝减毒活疫苗	皮下注射	0.5ml或1.0ml	HepA-L										1					
	甲肝灭活疫苗	肌内注射	0.5ml	HepA-I										1	2				

注：1. 主要指结核性脑膜炎、粟粒性肺结核等。

2. 选择乙脑减毒活疫苗接种时，采用两剂次接种程序。选择乙脑灭活疫苗接种时，采用四剂次接种程序；乙脑灭活疫苗第1、2剂间隔7～10天。

3. 选择甲肝减毒活疫苗接种时，采用一剂次接种程序。选择甲肝灭活疫苗接种时，采用两剂次接种程序。

常见特殊健康状态儿童接种

早产儿与低体重儿

早产儿（胎龄小于37周）和/或低体重儿（出生体重低于2 500g）如医学评估稳定并且处于持续恢复状态（无须持续治疗的严重感染、代谢性疾病、急性肾脏疾病、肝脏疾病、心血管疾病、神经和呼吸道疾病），按照出生后实际月龄接种疫苗。卡介苗接种详见第二部分“每种疫苗的使用说明”。

过敏

过敏性体质不是疫苗接种的禁忌证。对已知疫苗成分严重过敏或既往因接种疫苗发生喉头水肿、过敏性休克及其他全身性严重过敏反应的，不能继续接种同种疫苗。

人类免疫缺陷病毒（HIV）感染母亲所生儿童

对于HIV感染母亲所生儿童的HIV感染状况分3种：①HIV感染儿童；②HIV感染状况不详儿童；③HIV未感染儿童。由医疗机构出具儿童是否为HIV感染、是否出现症状或是否有免疫抑制的诊断。HIV感染母亲所生小于18月龄婴儿在接种前不必进行HIV抗体筛查，按HIV感染状况不详儿童进行接种。

- ✧ HIV感染母亲所生儿童在出生后暂缓接种卡介苗，当确认儿童未感染HIV后再予以补种；当确认儿童HIV感染，不予接种卡介苗。
- ✧ HIV感染母亲所生儿童如经医疗机构诊断出现艾滋病

相关症状或免疫抑制症状，不予接种含麻疹成分疫苗；如无艾滋病相关症状，可接种含麻疹成分疫苗。

✧ HIV 感染母亲所生儿童可按照免疫程序接种乙肝疫苗、百白破疫苗、A 群流脑多糖疫苗、A 群 C 群流脑多糖疫苗和白破疫苗等。

✧ HIV 感染母亲所生儿童除非已明确未感染 HIV，否则不予接种乙脑减毒活疫苗、甲肝减毒活疫苗、脊髓灰质炎减毒活疫苗，可按照免疫程序接种乙脑灭活疫苗、甲肝灭活疫苗、脊髓灰质炎灭活疫苗。

✧ 非 HIV 感染母亲所生儿童，接种疫苗前无须常规开展 HIV 筛查。如果有其他暴露风险，确诊为 HIV 感染的，后续疫苗接种按照附表中 HIV 感染儿童的接种建议。

对不同 HIV 感染状况儿童接种国家免疫规划疫苗的建议见表 2。

表 2　HIV 感染母亲所生儿童接种国家免疫规划疫苗建议

疫苗种类	HIV 感染儿童		HIV 感染状况不详儿童		HIV 未感染儿童
	有症状或有免疫抑制	无症状和无免疫抑制	有症状或有免疫抑制	无症状	
乙肝疫苗	√	√	√	√	√
卡介苗	×	×	暂缓接种	暂缓接种	√
脊髓灰质炎灭活疫苗	√	√	√	√	√

续表

疫苗种类	HIV感染儿童		HIV感染状况不详儿童		HIV未感染儿童
	有症状或有免疫抑制	无症状和无免疫抑制	有症状或有免疫抑制	无症状	
脊髓灰质炎减毒活疫苗	×	×	×	×	√
百白破疫苗	√	√	√	√	√
白破疫苗	√	√	√	√	√
麻腮风疫苗	×	√	×	√	√
乙脑灭活疫苗	√	√	√	√	√
乙脑减毒活疫苗	×	×	×	×	√
A群流脑多糖疫苗	√	√	√	√	√
A群C群流脑多糖疫苗	√	√	√	√	√
甲肝减毒活疫苗	×	×	×	×	√
甲肝灭活疫苗	√	√	√	√	√

注：暂缓接种，当确认儿童HIV抗体阴性后再补种，确认HIV抗体阳性儿童不予接种；√表示无特殊禁忌；× 表示禁止接种。

免疫功能异常

除HIV感染者外的其他免疫缺陷或正在接受全身免疫抑制治疗者，可以接种灭活疫苗，原则上不予接种减毒活疫苗（补体缺陷病人除外）。

其他特殊健康状况

下述常见疾病不作为疫苗接种禁忌：生理性和母乳性黄疸，单纯性热性惊厥史，癫痫控制处于稳定期，病情稳定的脑疾病、肝脏疾病、常见先天性疾病（先天性甲状腺功能减退症、苯丙酮尿症、唐氏综合征、先天性心脏病）和先天性感染（梅毒螺旋体、巨细胞病毒和风疹病毒）。

对于其他特殊健康状况儿童，如无明确证据表明接种疫苗存在安全风险，原则上可按照免疫程序进行疫苗接种。

我国不同年龄段人群可以接种的常见非免疫规划疫苗种类

随着更多疫苗的诞生，适用于不同年龄段的疫苗可以有效帮助人类抵抗疾病，特别是非免疫规划疫苗作为免疫规划疫苗的有益补充，发挥着重要的防病作用。目前，我国不同年龄段人群可以接种的常见非免疫规划疫苗种类主要分布如表 3。

表 3　我国不同年龄段人群可以选择接种的常见非免疫规划疫苗种类

接种人群	疫苗名称	接种目的
儿童	五价轮状病毒疫苗	预防常见的 5 种血清型（G1、G2、G3、G4、G9）所致病毒性肠胃炎

续表

接种人群	疫苗名称	接种目的
儿童	吸附无细胞百白破灭活脊髓灰质炎和b型流感嗜血杆菌(结合)联合疫苗(DTaP-IPV/Hib)	预防5种疾病:白喉、百日咳、破伤风、b型流感嗜血杆菌疾病、脊髓灰质炎
	十三价肺炎球菌结合疫苗(PCV13)	预防肺炎球菌性疾病
	b型流感嗜血杆菌结合疫苗	预防b型流感嗜血杆菌所致肺炎
	四价流脑结合疫苗	预防A、C、W135、Y四个常见致病性脑膜炎球菌血清群所致流行性脑脊髓膜炎
	无细胞百白破-b型流感嗜血杆菌联合疫苗(DTaP-Hib)	预防四种疾病:白喉、百日咳、破伤风、b型流感嗜血杆菌疾病
	脊髓灰质炎灭活疫苗(IPV)	预防脊髓灰质炎
	流感疫苗	预防流行性感冒
	A群C群脑膜炎球菌多糖结合疫苗	预防A、C两个常见致病性脑膜炎球菌血清群所致流行性脑脊髓膜炎
	口服轮状病毒活疫苗	预防婴幼儿A群轮状病毒引起的腹泻
	EV71手足口病疫苗	预防EV71病毒所致手足口病和重症手足口病
	水痘减毒活疫苗	预防水痘
	二十三价肺炎球菌多糖疫苗	预防23种肺炎球菌血清型引起的疾病
	人乳头状瘤病毒(HPV)疫苗(9～45周岁女性)	降低HPV相关发病率,预防癌前病变

续表

接种人群	疫苗名称	接种目的
成人	流感疫苗	预防流行性感冒
	戊肝疫苗	预防戊型肝炎
	人乳头状瘤病毒(HPV)疫苗(9 ~ 45周岁女性)	降低HPV相关发病率,预防癌前病变
	带状疱疹疫苗(50周岁及以上)	预防带状疱疹
	二十三价肺炎球菌多糖疫苗(50周岁及以上)	预防23种肺炎球菌血清型引起的疾病

注：狂犬病疫苗等特殊情况下使用的疫苗没有年龄限制。此外，随着地区、国际交流的增加，接种例如黄热病疫苗、霍乱疫苗、戊肝疫苗、森林脑炎灭活疫苗等，成为前往疫区旅行、工作人员的重要健康保障。在一些地方性疾病流行的地区，接种出血热疫苗、钩体病疫苗等也是面向流行区广大居民的防疫选择。

疫苗接种途径和部位有讲究

疫苗接种途径通常包括注射、口服、吸入和皮上划痕等。理论上，疫苗接种途径越接近病原体自然感染的途径，免疫效果可能会越好。随着疫苗技术的不断发展，疫苗的接种途径也变得更多元化。

注射类疫苗可经肌内、皮内和皮下注射接种。采用肌内注射，也就是将疫苗注射在肌肉里，产生的免疫效果较好。可能有人会说，静脉注射不是吸收更快吗？是更快，但是疫苗却难以通过非特异性免疫（先天免疫）这一关，在血液中会被破坏掉。肌肉是疫苗发挥作用最有利的环境，肌肉里有引发免疫反应所必需的细胞——抗原递呈细胞。疫苗注射到肌肉后，会招募树突状细胞聚集过来，这是人体内功能最强的专职抗原递呈细胞，它会高效地摄取、加工处理和递呈抗原（疫苗），将其转移至免疫系统的大型集合点——淋巴结。

在淋巴组织内，由树突状细胞递呈的抗原会遇到抵御特定病原体的 T 细胞和 B 细胞。T 细胞主导细胞免疫，而 B 细胞则主导体液免疫，产生抗体。当真正的病原体感染人体时，相关的抗体便协同免疫系统对抗入侵的病原体，预防疾病的发生。

大多数疫苗是由两部分组成的，一部分是主成分抗原，另一部分是辅助成分佐剂。佐剂对疫苗来说非常重要，它能够诱导机体产生长期、高效的特异性免疫反应，提高机体保护能力，同时减少免疫物质的用量。但佐剂也有一定的副作用，而大部分佐剂在肌内注射时副作用远小于静脉注射。既往研究已经证实，肌内注射较少发生局部不良反应。因此，肌内注射疫苗是最恰当的选择。

疫苗注射通常会选择上臂三角肌，12 月龄以内婴幼儿因上臂三角肌的肌肉量小，也可选择大腿前外侧肌进行肌内注射，同样安全有效。

那么，为什么疫苗多是注射在胳膊上，而不是臀部呢？

肌内注射并不是随便哪块肌肉都行，注射部位的解剖结构会影响疫苗的有效性。医疗上，肌内注射多选择臀部的臀肌。疫苗接种则多选择上臂的三角肌而不是臀肌，原因有三。

第一，臀部脂肪组织较多，脂肪层多了，血液循环会较差，影响疫苗的吸收和免疫效果的发挥。研究显示，三角肌肌内注射后产生的抗体滴度高，而臀部肌内注射产生的抗体滴度低。

第二，三角肌用于小剂量注射，而臀肌适用于大剂量或刺激性比较强的药物注射。疫苗的注射剂量一般普遍偏小，通常接种剂量为 0.5mL，选择三角肌更合适。

第三，在胳膊上注射更简便，提高了效率，有利于实施群体注射。

对于婴幼儿来说，接种疫苗的最佳部位并不是三角肌，而是大腿外侧的股外侧肌。婴幼儿上臂的三角肌不健壮，注射部位相对较小，在外观上不容易确认。如果三角肌选择不准确，很容易导致接种部位出现硬结等异常反应。相较于三角肌，其股外侧肌肉丰厚，可操作性强，而且血液循环丰富，疫苗可以得到充分的吸收。

当多种疫苗需要同时注射接种时（包括肌内、皮下和皮内注射），除卡介苗须选择上臂外，其他疫苗可灵活选择上臂或大腿前外侧等部位。

接种疫苗前后的注意事项

接种疫苗前

✧ 提前准备携带好预防接种证或其他接种证件。每次接种疫苗后接种信息都会登记在上面，接种疫苗种类、时间等一目了然。

✧ 保持接种部位皮肤清洁，接种当天穿上宽松、易穿脱衣物，以方便暴露接种部位，便于医生操作。

接种疫苗时

✧ 如实提供受种者近期是否患病和当前健康状况，以及既往接种不适或过敏情况，以便医生掌握疫苗接种禁忌，决定本次是否接种疫苗。

✧ 认真听取医生的疫苗接种知情告知，了解本次接种疫苗的相关内容，在接种疫苗时，还要阅读知情同意书，并签字同意后才实施接种。

✧ 如是婴儿接种，监护人则需要固定好孩子的体位，安抚好孩子的情绪，避免孩子哭闹挣扎，影响注射。

接种疫苗后

✧ 接种疫苗后用棉签按住针眼几分钟，等待不出血了再放开棉签，不要揉搓接种部位。

✧ 要在接种场所留观 30 分钟。接种疫苗后一些严重不良反应，如过敏性休克，虽然发生率极低，但一旦发生则可以在第一时间救治。

✧ 如果接种口服减毒活疫苗，半小时内不要给孩子进热食或哺乳。

✧ 适当休息，不剧烈活动，注意清洁饮食，避免因食物引发过敏，而导致难以判断过敏是否由疫苗引起。

✧ 如果发现有可疑的严重异常反应，一定要及时就医，避免延误治疗，同时要告知接种单位，获得必要的支持服务。

科学认识和处置疫苗不良反应

用于预防接种的疫苗，在研发、生产、流通和使用等各个环节均有完善的监管体系，以确保疫苗的安全和有效。但疫苗与药品一样，对于人体来说是一种外来物质，进入人体后，在产生有益免疫反应的同时，也可能出现与接种目的无关的有害反应，被称为不良反应。

接种疫苗后出现不良反应的风险远远低于不接种疫苗造成发病的风险。通过实施预防接种，曾经严重危害人类健康的传染病，如天花、脊髓灰质炎、麻疹等，已被消灭或接近消灭。在我国，国家免疫规划疫苗所防控的主要传染病已降低到历史最低水平。

疫苗接种后的不良反应可以分为一般反应和异常反应。

一般反应通常是一过性的，不会引起不可恢复的身体损害，也没有后遗症，如全身乏力、食欲减退，或者接种部位红、肿、热、痛等。对较轻微的全身性一般反应和局部一般反应，医疗卫生人员可给予一般的处理指导。

全身性一般反应持续时间较短，多可自愈，发热≤ 37.5℃时，应加强观察，适当休息，多饮水，防止继发其他疾病。受种者发热> 37.5℃或≤ 37.5℃并伴有其他全身症状、儿童异常哭闹等情况，可及时到医院诊治。

局部一般反应以局部红肿、硬结和疼痛为主，对于红肿和硬结直径< 15mm 的局部反应，一般不需任何处理。红肿和硬结直径在 15 ~ 30mm 的局部反应，可用干净的毛巾先冷敷，出现硬结者可热敷，每日数次，每次 10 ~ 15 分钟。红肿和硬结直径≥ 30mm 的局部反应，应及时到医院就诊。

接种卡介苗 2 周左右，局部可出现红肿浸润，随后化脓，形成小溃疡，大多在 8 ~ 12 周后结痂（俗称卡疤），一般不需处理，尤其注意不能热敷，但要注意局部清洁，防止继发感染。

异常反应相对严重，如过敏性休克等。发生异常反应的概率极低，一般来说是十万分之几的发生率，而严重的异常反应则更加罕见。对接种后现场留观期间出现的急性严重过敏反应等，应立即组织紧急抢救；对于其他较为严重的疑似预防接种异常反应，建议及时到规范的医疗机构就诊。

预防接种证——每个人一生不容缺失的健康印迹

我国《疫苗管理法》规定："国家对儿童实行预防接种证制度。在儿童出生后一个月内，其监护人应当到儿童居住地承担预防接种工作的接种单位或者出生医院为其办理预防接种证。接种单位或者出生医院不得拒绝办理。监护人应当妥善保管预防接种证。"

每次实施接种前，医疗卫生人员均要查对预防接种证，保证受种者、预防接种证和疫苗信息相一致，确认无误后方可实施接种。

儿童入托、入学时，托幼机构、学校应当查验预防接种证，发现未按照规定接种免疫规划疫苗的，应当向儿童居住地或者托幼机构、学校所在地承担预防接种工作的接种单位报告，并配合接种单位督促其监护人按照规定补种。

因此，预防接种证是儿童接种疫苗的证明性文件，也是儿童入托、入学和成年后就业、出国等的有关疫苗接种状况的证明，更是每个人一生不容缺失的健康印迹。

04 疫苗犹豫
——全球面临的十大健康威胁之一

疫苗接种价值几何

人早在婴儿时期就接触到疫苗了，它给人类幼小的生命加上了一层保护罩，减小病毒入侵的概率。

自疫苗发明以来，疫苗一次又一次地帮助人类抵挡了传染性疾病的流行，挽救无数生命于无形，这也被誉为迄今公共卫生领域取得的最伟大的成就之一。

接种疫苗不仅能够保护个体健康，还能阻断传染病在人群中流行，可以说是预防控制传染病最有效的手段。1974年，世界卫生组织建立了扩大免疫规划项目。一方面，不断扩大免疫接种的覆盖面，让每个孩子出生后尽可能地获得免费疫苗。另一方面，不断扩大免费疫苗的种类。扩大免疫规划项目在全球推广，使更多孩子免于遭受一些传染病带来的身体残疾或死亡。

根据世界卫生组织的数据，疫苗目前每年可以预防200万~300万例死亡。如果全球疫苗接种覆盖率得到改善，还可以进一步避免150万例死亡。

我国通过接种疫苗，实施国家免疫规划，有效地控制了疫苗针对传染病的发病。通过口服脊髓灰质炎疫苗，1995年后，我国未监测到本土脊髓灰质炎病毒病例。2000年10月，世界卫生组织西太平洋地区宣布成为无脊灰区域，标志着我国已实现无脊灰目标。此后我国一直维持着无脊髓灰质炎状态，使成千上万孩子避免了肢体残疾。大规模接种乙肝疫苗，特别是推广实施新生儿乙肝疫苗接种策略，我国 5 岁以下儿童乙型肝炎病毒携带率已从 1992 年的 9.7% 降至 2014 年的 0.3%。新中国成立初期，我国麻疹年发病人数曾高达 900 多万人，至 2022 年，发病人数已降至 552 例。疫苗接种，特别是国家免疫规划工作的实施，有效地保护了广大人民群众的健康和生命安全。

这些数据也印证了我们前面所说，对个人来说，全生命周期的健康保护可以说是从接种第一针疫苗开始的。但疫苗并非儿童专利，人的一生中各个年龄阶段都有相对应的疫苗，即疫苗可以在人的全生命周期健康中发挥重要作用。

毋庸置疑的疫苗有效性和安全性

疫苗接种覆盖率的持续提高使公众获益，疫苗接种越多，覆盖面越广，疫苗的安全问题越会受到公众和媒体的关注。尤其是经历疫苗事件后，引发了对疫苗的副作用和安全性的担心，质疑疫苗的有效性。

有效性和安全性是疫苗的两大基础，一种疫苗从研发到上市要经过 8 年甚至 20 年的研发阶段，通常经历 3 年至 5 年的实验室研究阶段后才能申请进入临床试验；临床试验研究分为三个研究阶段，Ⅰ期考察疫苗的初步安全性；Ⅱ期在扩大的人群中进一步考察疫苗的安全性和初步的有效性，探索免疫程序及免疫剂量；Ⅲ期临床在更广泛的人群中考察疫苗的有效性和安全性，全面评价疫苗的保护效果。每一阶段必须达标后方可进入下一研究阶段，随时都可能因安全性等问题而被叫停。中国与世卫组织开展合作的首批国家之一，目前的疫苗生产程序、签发上市、使用安全检测等都符合国际标准。

疫苗的质量标准是广义的质量标准，包括全过程控制，即在对生产工艺参数进行严格规定的基础上，对每个生产环节均需设置检测点和控制要求，且最终产品含有安全、有效性等控制指标。所有这些环节，还必须做到事无巨细真实完整的记录，这样才能保证生产出的每一支疫苗都是合格的产品。

《疫苗管理法》也要求国家实行疫苗全程电子追溯制度。疫苗上市后，从生产、运输、储运、使用等各个环节均应有准确、规范的记录，全程追溯记录的信息包括疫苗品种、疫苗生产企业、剂型、规格、批号、有效期和预防接种个案信息等，实现信息化管理的地区将及时录入电子信息系统，上述信息通过电子信息系统和其他方式实现疫苗流通和使用的全程追溯。

从副作用到谣言：为何会出现疫苗犹豫

随着疫苗的问世和广泛应用，传染病防控也发生了划时代变化，很多曾经给人类带来巨大恐慌的传染病已经很少或消失了，取而代之的是因疫苗谣言、疫苗副作用的报道等而引发的恐慌，这让许多人质疑疫苗是否需要接种，产生接种犹豫或拒绝接种的情况。

这种由疫苗及其接种带来的负面情绪，有可能导致疫苗接种率降低，使部分已得到有效控制的疾病发病率再次上升，阻碍此类疾病的控制、消除及消灭进程，危害公众健康。

正如个体决定接种疫苗的因素是复杂的，疫苗犹豫的成因也很难用单一因素解释，往往是多种因素交织在一起而发挥作用的。日常生活中，甚至有一些受过良好教育的人，也会对疫苗接种犹豫不决，反而一些几乎没有受过教育的人，却对疫苗接种没有任何犹豫。

更多时候，公众的焦虑并非来自专业知识的匮乏，而是事件真相的缺席。对于管理者而言，避免恐慌情绪蔓延的正确方法，不是简单呼吁民众保持足够的理性，而应当是迅速采取有效应对措施，并对相关信息及时、准确、全面地公开。

世界卫生组织（WHO）归纳了产生疫苗犹豫因素的 3C 模型：一是自满（complacency），自认为疫苗可预防疾病的风险较低不会被感染，或觉得自身强健即使得病也没事，而认为没有必要接种疫苗；二是信心（confidence），包括对疫苗的有效性和安全性、接种服务和卫生专业人员的可靠性和能力、疫苗接种政策制定及监管者的动机等的信任；三是方便（convenience），包括实际支付能力和支付意愿、地理可及性、理解能力（语言和卫生知识）、免疫服务的吸引力、服务的质量（真实和 / 或感知的）、文化宗教环境等。

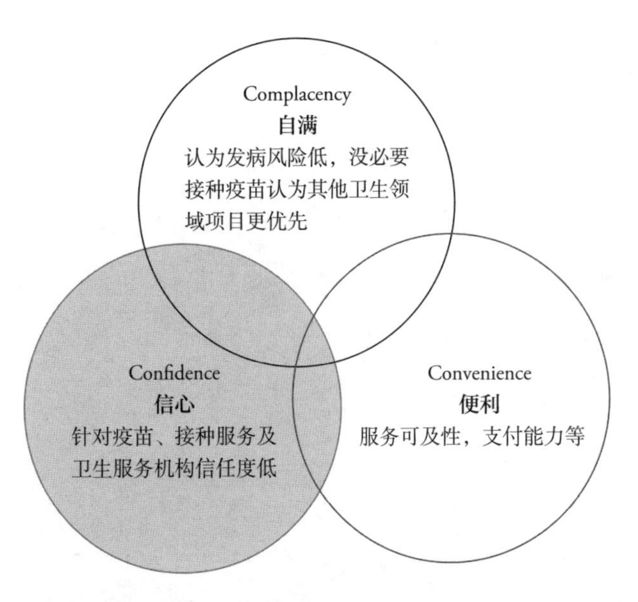

▲ WHO 关于疫苗犹豫的“3C”要素模型

资料来源：Macdonald NE. Vaccine hesitancy: Definition, scope and determinants [J]. Vaccine, 2015,32(34):4161-4164.

疫苗犹豫绝非一个单纯的公共卫生问题，而是一个由科学技术、社会认知、公共政策、群体影响、媒体传播等多种因素相互作用而导致的社会和心理现象。

公众的疫苗接种决策过程常常是根据自身患疾病的风险和接种疫苗后产生的受益两者之间权衡的过程，根据以往的研究，对疫苗的质量、安全性和有效性问题是中国大众产生疫苗犹豫的关键因素，不同文化程度、不同职业受访对象的疫苗犹豫发生率存在显著性差异。另有研究显示，接种的便利性、经济可负担程度亦影响接种行为。面对越来越多的问题及有关多种新疫苗的不断变化的信息，甚至一些医疗保健专业人员或者基层接种人员也存在对接受或推荐某些疫苗犹豫不决的现象。

其实，疫苗犹豫是一个很正常的现象。在人考虑疫苗有效性的同时，也会考虑它的必要性，还会考虑价格、风险等方面的因素，甚至身边的老师、朋友、同事、邻居的做法都会影响疫苗接种。这种犹豫，很大程度上源自不了解。在公众日常能接受到的信息中，或许对某一种疫苗已经很了解，但在整体上对“疫苗到底是怎么回事”仍然没有清晰的认知，存在对不良反应认知的局限、报道和研究的偏差、过度自信等。有研究结果发现：部分美国成年人持反疫苗政策立场的原因，正是因为他们认为自己比医学专家懂得更多。

疫苗犹豫对公共卫生的危害

天花和牛痘的故事是我们对于传染病和预防接种的初印象，在“天花接种术”问世之时，人们对于这种免疫方式的态度就充满抗拒，也可以看作是最初的疫苗犹豫。

时至今日，人们对于疫苗接种的犹豫、拒绝乃至反对仍未消弭。

疫苗的发展历史已说明了，疫苗犹豫这一问题由来已久，并不是某一种传染病流行背景下的产物，而是在不同的历史阶段因其复杂成因呈现出不同的时代特点。21 世纪以来，诸多疾病在全球范围内死灰复燃，这与疫苗犹豫有着不可分割的关系，其带来的影响已不容忽视。2019 年，世界卫生组织将疫苗犹豫纳入全球十大健康威胁之一。

全球都面临着疫苗接种犹豫不决的现象，这种疫苗犹豫现象及其所导致的危害逐渐成为重要的公共卫生问题。无论是在发达国家还是发展中国家，人们对疫苗信心和接受度也都受到诸多因素的影响和干扰，降低了疫苗接种率以及群体免疫力，部分国家甚至出现了疫苗可预防疾病（VPD）发病率的反弹。

麻疹疫苗接种率的下降带来的后果包括使菲律宾、哈萨克斯坦、美国和欧洲多地局部暴发了麻疹的流行。据 WHO 数据统计，仅 2019 年上半年报告的麻疹病例数已是 2018 年上半年病例数的 3 倍之多，达到了十余年来的最高值，其中欧洲于 2019 年上半年共报告了超过 90 000 例新发麻疹病例，美国则在 2019 年报告了超过 1 200 例。

2022 年 5 月，WHO 发布《理解接种疫苗的行为和社会驱动因素立场文件》，疫苗犹豫被定义为对接种疫苗处于心理冲突而不知所措或反对的动机状态，这包括意图和意愿。这一定义取代了 WHO 免疫策略专家组（SAGE）在 2014 年给出的定义，疫苗犹豫被定义为尽管有疫苗接种服务，但对于接受或拒绝接种仍迟疑不决。新的定义认为犹豫是一种意图或动机，并与由此产生的行为是分开的。这使得人们能够更好地理解和衡量行为及其他影响因素。

疫苗犹豫不是一个新问题，它的范围和规模已经升级。2020 年 4 月对美国成年人的横断面调查结果显示，约半数人对接种疫苗犹豫，与年龄、人种、教育程度关系密切。2020 年 7 月对英国成年人进行的横断面调查结果显示，约 40% 的人持犹豫态度，与社会人口因素、相关疫苗接种与否等有关。对某一种疫苗的担忧也可能引发对其他疫苗的质疑和犹豫。有在社交媒体上调查 HPV 疫苗的研究也表明，负面视频比正面视频吸引了更多的观看。

当传染病因疫苗的广泛使用而得到控制的时候，疫苗犹豫带来的危害是显而易见的。信息时代的到来，媒体传递信息的格局被打破，信息的传播速度更快，信息量也大大增加，公众对信息的收集和反馈可以在短时间内完成，获取信息的能力增强。与此同时，人们也面临着“信息流行病”的挑战，虚假信息的传播破坏了公共卫生工作的努力成果，也会导致了公众恐慌情绪的传递。

粉碎常见疫苗谣言至关重要

不论是社会生活的哪一个领域，谣言无所不在。谣言是最古老的大众传播媒介。在出现文字之前，口传媒介便是社会唯一的交流渠道，尽管有了大众传播媒介，都未能使谣言烟消云散，有专家将谣言用一个简单的公式概括出来就是：谣言 =（事件的）重要性 ×（事件的）含糊不清。

疫苗最初的问世并未获得所有人的理解和支持。相反，有关疫苗的谣言在推广疫苗接种的过程中从未停歇。随着信息传播技术的更新迭代，科学信息与谣言一道无孔不入地进入人们的生活，后真相时代的新闻报道使得人们对信息的真假难以分辨。

与疫苗相关的谣言或者偏颇报道的散播，个别偶合病例或者罕见的严重异常不良反应案例很容易被媒体和反疫苗团体渲染利用，甚至编造虚假报道，使大众产生误解，造成大众对疫苗的不信任。历史上也曾出现多次疫苗危机，几乎每次都会导致疫苗接种率大幅下降，这不仅在人群造成疫苗接种与传染病的反复，也给公共卫生带来巨大的灾难性后果。

1998 年，一篇由英国肠道病专家安德鲁·韦克菲尔德（Andrew Wakefield）等撰写的论文发布在《柳叶刀》上，声称其对过去两年里接触到的 12 名儿童病例进行了研究，发现有 11 名曾经接种过麻疹、腮腺炎和风疹（MMR）联合病毒活疫苗，接种后不久，陆续表现出了孤独症的症状。于是开始猜测 MMR 疫苗中的活性麻疹病毒可能会引发肠道炎症，而这种炎症可能会导致脑部的炎症，从而形成孤独症。这一结果一经发出即掀起轩然大波。

尽管韦克菲尔德从未亲口说过“疫苗引发孤独症”这样的确切的语句，但在接下来的几周乃至几个月中，公众却一直听到这样的言论，“警惕”与“禁用”这类词频频出现在 MMR 疫苗的相关新闻标题中，从而引发了越来越严重的恐慌。尤其在1998年剩余时间以及进入1999年后，拒绝接种MMR疫苗的势头持续高涨。截至2006年，世界范围内的流行病学家对MMR疫苗与自闭症的联系进行了总计十几次调查，在这些调查中，并没有发现MMR疫苗的使用与自闭症存在任何因果联系。

直到2010年，经过一系列的调查后，论文结论被证明为伪科学，《柳叶刀》杂志对韦克菲尔德的论文进行了撤稿，美国的《纽约时报》以及多位医学界专家均对该事件进行了调查、澄清和辟谣，但是即便有大量科学证据证明MMR疫苗与孤独症没有任何关系，但公众已经产生了对疫苗安全性的怀疑，许多父母仍旧拒绝或者推迟让孩子接种疫苗，这也使得英美等国儿童麻疹等疾病的发病率显著上升。

2009—2013年，人乳头状瘤病毒（HPV）疫苗在日本上市，并受到了日本相关专家和媒体的积极推荐。日本政府也将HPV疫苗列入国家免疫接种行列，且对部分适龄女性实行免费接种，全国HPV疫苗接种率达70%左右。

然而2013年3月，日本媒体报道称该疫苗可能引起严重的副作用，涉及一些女性在接种疫苗后出现神经疾病的症状。《朝日新闻》的一篇报道改变了这一切，报道声称一名初中女生出现了行走困难和计算障碍，猜测这是由于接种了HPV疫苗而产生的不良反应。此后，HPV疫苗产生不良反应成为媒体报道的热点，有关不良反应的负面报道持续增多，有报道甚至明确指出HPV疫苗会带来的各种不良效果。随着舆论扩散与报道数量的增多，负面效果的传播使得公众对疫苗安全性产生了怀疑。2013年6月，日本政府暂停了对HPV疫苗接种的建议。调整为接种与否由个人决定，接种产生的后果也由个人承担。

尽管日本卫生部门几次发表关于HPV疫苗的科学性声明，并于2014年1月公布了调查结果，表示没有证据表明接种HPV疫苗与上述身体反应之间有因果关系。但是与此同时，政府并没有恢复对HPV疫苗接种推荐和对HPV疫苗价值的宣教，致使仍有一些缺乏经验的专业人士和反疫苗团体仍在网站上宣称HPV疫苗对预防宫颈癌无效，反而有很高的接种风险。这些关于HPV疫苗的谣言，导致HPV疫苗在日本的接种率由2011—2012年的70%急剧下降至接近0.6%。

无独有偶，丹麦也发生过针对HPV的疫苗犹豫。在2014年，丹麦HPV疫苗接种率仅为40%，尽管调查宣称“不良反应”与HPV疫苗的接种无关，但民众对疫苗的信心难以恢复。为了解决这一问题，丹麦政府广泛的调查，发现大多数群众认为自己依然缺少足够的信息来决定是否注射疫苗。因此丹麦卫生部在全国范围内开展了“拒绝HPV，拒绝宫颈癌”的宣传活动，在社交网站回答人们的问题，分享疫苗接种与宫颈癌的真实事例，才进一步安抚了公众的情绪。直至2016年，HPV疫苗接种人数才有所回升。

反观我国，多次发生的疫苗安全性事件与随之而来的疫苗犹豫问题对预防接种工作也构成了严峻挑战。回顾我国近十年来发生的诸如山东非法经营疫苗案、长春长生疫苗事件等疫苗相关的重大事件，引发了社会波动。

2016 年 3 月，媒体报道山东警方破获一起非法经营疫苗案件，涉案疫苗虽然由正规疫苗生产厂家生产，但未按规定进行冷链存储和运输，并且部分属于临期疫苗，流通过程中存在过期和变质风险。由于涉及疫苗之多、影响范围之广，一时间非法经营疫苗案成为舆情热点，相关信息在网络上迅速传播交流，其中不乏各种以毒疫苗、假疫苗为题的报道，让公众谈“苗”色变，公众对于事件的情感、认知和态度形成了该事件的网络舆情，引发了整个社会对于疫苗安全性的关注。

尽管政府部门成立相关的联合调查组，启动各种应对方案，包括严查问题疫苗流向，召回尚未使用的问题疫苗等，但由于疫苗相关突发公共卫生事件给儿童的身体健康和生命安全带来一定的风险，极易造成家长担忧和社会恐慌，且在既往疫苗相关事件中，媒体不全面性、不正确或者模糊的宣传报道，影响公众对于预防接种的信心，进而导致不接种或延迟接种疫苗等不理性行为。

2017 年 11 月，长春长生生物科技有限责任公司和武汉生物有限责任公司生产的百白破疫苗被曝出效价指标不符合标准，导致两家企业被国家食品药品监督管理总局要求停产严查。事件不到一年，2018 年 7 月，长春长生生物科技有限责任公司生产的狂犬病疫苗又存在记录造假等行为，再次出现疫苗质量问题，严重违反相关的法律法规。

疫苗事件以及长期存在的疫苗谣言很容易对公众的疫苗信心带来无法弥补的影响，虽然随着时间的推移，公众的注意力会逐渐转到别的事情上，但是信任度却很难修复，尤其是当下次遇到类似的事件或情况时，在认知方法和行为活动上的影响会立刻显现出来。

提升公众疫苗素养，克服疫苗犹豫

2022 年 1 月发表的一项调查研究表明，错误信息的传播与疫苗犹豫直接相关，且接触的错误信息或负面信息越多，相应组别受访者的疫苗接种意愿也更低，两组之间最多可相差 21.6%。同样的情况在英国开展的相关研究中也有所体现。

造成这种情况出现的原因，很大程度上是源于公众对疫苗信息的理解能力、辨别能力及疫苗接种的态度，可能会使公众无法正确地识别疫苗接种的相关信息，反而倾向于喜欢或相信一些负面信息。

这也主要是由于公众缺乏疫苗素养，无法准确清晰地了解疫苗的作用和价值，易对疫苗产生自满和错误的判断。疫苗素养基于健康素养，疫苗素养是人们具备获取、处理、理解基本的免疫知识和免疫服务，且根据所获得的信息，评估权衡行为（接种或不接种）可能的潜在后果与风险，并作出健康选择。公众的疫苗素养水平将直接影响预防接种意愿和行为。

公众的疫苗素养自疫苗出现之初就引发讨论，但未获得广泛关注。2011 年 3 月，哈佛大学学者兼《健康传播杂志：国际视野》主编 Ratzan SC 在研讨 WHO 制定的《全球接种目标和策略》时，首次提出了疫苗素养的概念，当人们的能力和技巧能够与免疫知识、接种流程和接种服务相适应时，则表明具备了疫苗素养。

公众疫苗素养可分为基本性疫苗素养、互动性疫苗素养和评判性疫苗素养。基本性疫苗素养指拥有基本的读写能力，在日常生活中能够读懂疫苗相关的资料和信息；互动性疫苗素养是高一级的素养，能够从多种渠道广泛获取疫苗相关信息，且拥有提炼信息的能力而不受传播形式的限制，并将获取的疫苗相关信息主动与他人讨论和交流；评判性疫苗素养是最高层次的素养，能够依据信息的源头或渠道等判断信息的真假，并应用获取的信息做出有利于健康的疫苗接种决策。目前，国内外学者基于人群疫苗素养水平调查，从不同角度探索评价公众疫苗素养及其与公众疫苗信心和疫苗接种率之间的关系。不同研究结果显示，与低疫苗素养人群相比，高疫苗素养人群的疫苗信心高，疫苗犹豫低，不易受到虚假信息的影响，疫苗接种意愿高，疫苗接种率高。尤其是互动性 - 评判性疫苗素养高的人群，与疫苗信心和疫苗接种意愿之间的这种正向联系较为明显。

疫苗素养已成为应对当前传染病大流行迫切需要的一项

基本健康素养，既往公众对预防接种的认识通常局限于婴幼儿的疾病预防，然而这一人群不再是预防接种的唯一保护对象。随着创新疫苗的不断研发和生产，免疫规划外的疫苗接种已涉及全生命期和所有人群，尤其成年人逐渐成为预防接种的保护对象，其中包括女性人群（尤其是孕妇）、慢性疾病人群、老年人、旅行者等。

即便越来越多的人意识到非免疫规划疫苗的重要性并自愿接种，当前非免疫规划疫苗的接种率依然较低，例如每年中国总人群流感疫苗接种率仅为 2% ~ 3%，处于较低水平，很大一部分原因就是公众对流感知识缺乏，对流感危害的严重程度没有足够的认识，导致接种意识不强。而疫苗素养的提升可以让人们更深刻地理解疫苗接种的意义，树立正确的疫苗认知。

虽然传统意义上素养仅在个人层面衡量，但疫苗素养需要考虑社会关系、信息来源、政策和经济等可能的影响因素，必须通过培养公众对疫苗的信心进行评估，因此这一层面上的疫苗素养也可认为是全社会对于疫苗接种决定的认识。在提升疫苗素养的过程中，人们需要了解疫苗的基本原理等，认知其在可预防疾病的重要性，进而逐步形成最高层次的疫苗素养。

在某些时候，相比给公众一些事实和科学原理，更直接更有说服效力的方法是通过他们信赖的信息传递者解决信任缺失的问题。要让风险信息更准确地传达，在这个过程中，信息传播者扮演着很关键的角色，卫生保健提供者、社区基层门诊工作人员、值得信赖的朋友和同事都可能对个体疫苗素养产生影响。

作为政府管理者、专家与公众之间的媒介，新闻媒体也始终扮演着关键角色，同时也承担着向公众传递风险知识和建构社会认知的重要功能，但新闻媒体有关疫苗报道中的不当操作，反而往往会加重焦虑者的怀疑和担忧，还可能将公众导向疫苗犹豫者的阵营，引发了更多公众对疫苗接种的犹豫。当他们搜索到的那些良莠不齐、难以核实来源的疫苗信息，会极大地降低人们的接种意愿。

因此从权威性高的渠道获取疫苗相关信息，避免受到不当信息误导是公众坚定疫苗接种信念的前提之一。提高疫苗素养能够帮助公众识别可靠的信息来源，网络媒体和传统媒体的联动合作有助于消除民众恐惧和风险认知，改善疫苗犹豫情况。

没有任何一个单一的干预策略能够有效应对所有疫苗犹豫的案例，但引导公众对疫苗形成正确的认知、科学严谨的疫苗信息的传播，使公众正确理解疫苗接种给个人和社会带来的益处以及可能存在的风险，是解决关切、排除误导信息和扩大科学认知、提升公众疫苗素养的关键。

3　常见传染病的元凶及其疫苗

01 乙肝疫苗让肝炎不再可怕

乙型肝炎：古老的肝炎

乙型肝炎是一种古老的疾病。

最早关于病毒性肝炎的描述可以追溯到几千年前，《希波克拉底文集》里记载了关于肝炎和黄疸的相关内容，仅将此类病症描述为卡他性黄疸。随着社会的发展和人口流动不断增多，人们发现黄疸这一疾病能在人群中流行，偶尔会呈季节性和地域性暴发，开始怀疑这是不是一种传染病。1912年，美国医生柯凯因（Cockayne）通过对美国军营中卡他性黄疸的病例研究发现，这种黄疸能在人群中传播，并且会导致肝萎缩而致人死亡，但是传播途径仍然不清楚。随着系统解剖学的发展和活体组织检查（简称“活检”）技术的出现，20世纪40年代，人们对这一疾病逐渐有了更加细致的认识。这些黄疸是由肝细胞的炎症和坏死导致的，直接的病因是肝炎。而且有些黄疸会通过消化道传播，有些黄疸则会通过血液传播，医学界曾经将这类肝炎性疾病称为传染性肝炎，或将经消化道传播的肝炎称为甲型肝炎（type A），经血液传播的肝炎称为乙型肝炎（type B）。然而，寻找病因之路并不那么顺利。即便当时的微生物学技术已经日新月异，但因为肝炎病毒不能在体外培养，肝炎的病因研究陷入了僵局。

1963年，一个意外的发现，带来了转机。

1963 年美国科学家 Blumberg 及同事在研究人群中遗传变异的基因差异时，在澳洲原住民的血清中发现了一种新的抗原物质，这一物质能跟多次输血病人的血清凝集起反应，跟其他人的血清则没有反应，称为澳大利亚抗原（Australia antigen），简称“澳抗”，但当时还不知道这个抗原具体是什么，也没有将它与肝炎联系起来。1968 年纽约输血中心的一名医生在对比输血前后病人的血样后，在肝炎病人中发现了澳抗，确定了这种抗原与乙型肝炎有关，于是 1970 年的国际肝炎学术会议正式把澳抗改名为：肝炎相关抗原（hepatitis B associated antigen，HAA）。

1970 年英国病毒学家 Dane 等首先在电子显微镜下观察到了乙型肝炎病人血清中的病毒样球形大颗粒，命名为 Dane 颗粒，这是完整的乙型肝炎病毒（hepatitis B virus, HBV）颗粒。1986 年 HBV 正式被命名为 B 型肝炎病毒，我国称为乙型肝炎病毒，其导致的肝炎称为乙型肝炎。由于澳抗仅存在于乙型肝炎病毒表面，1972 年世界卫生组织（WHO）将其更新名称为乙型肝炎病毒表面抗原（hepatitis B surface antigen，HBsAg）。

至此，乙型肝炎病毒终于被人们搞清楚了，Blumberg 被认为是乙型肝炎病毒的发现者，使日后的研制乙肝疫苗成为可能，因而获得了 1976 年诺贝尔生理学或医学奖。

认识乙型肝炎病毒

Dane 颗粒是直径为 42nm 的大圆球状颗粒，是有感染性的完整乙型肝炎病毒。Dane 颗粒具有双层外壳，外层壳由蛋白质和脂质膜组成，蛋白质镶嵌在脂质膜中，这个蛋白质就是 HBV 表面抗原（HBsAg）。内层衣壳是许多 20 面体组成立体对称结构，主要成分为 HBV 核心抗原（HBcAg），内层衣壳内部包裹的是 HBV 的遗传物质环状双链 DNA 以及遗传物质复制、转录所需要的 DNA 聚合酶（DNA polymerase）等。HBV 的遗传物质长度为 3 200 个核苷酸，在感染人的所有 DNA 病毒中其核酸是最小的。

HBV 的核酸有 4 个基因节段，分别产生乙型肝炎表面抗原（HBsAg）、乙型肝炎核心抗原（HBcAg）、DNA 聚合酶（P）和 X 抗原，其中表达核心抗原的基因还可以产生乙型肝炎 e 抗原（HBeAg）。这些抗原可刺激机体产生相应抗体，目前血清能够检测到的抗原及相对应的抗体包括 HBsAg、乙型肝炎表面抗体（HBsAb），HBeAg 和乙型肝炎 e 抗体（HBeAb），血清中检测不到核心抗原，但可以检测到其对应的乙型肝炎核心抗体（HBcAb）。这 5 个抗原抗体就是医学检查中的两对半。在不同的感染阶段，两对半可以表现为不同的组合。

根据 HBV 核酸序列的不同分为 10 个基因型（A-J），基因型在不同地区的分布不同，我国人群感染的主要是 B 型和 C 型，也有少量 A 型或 D 型感染。不同的基因型感染特征不同，B 型和 C 型感染的病毒含量较高，也容易发生变异，导致肝硬化、肝癌的风险高于其他型别的感染。

感染乙型肝炎病毒的后果

人感染 HBV 后病毒在肝细胞内复制繁殖，因此引起的主要是肝脏的病损。乙型肝炎的病人及病毒携带者都是传染源，传播途径包括血液传播、垂直传播（又称母婴传播）和性接触传播。

感染 HBV 的后果多样，感染的自然史取决于病毒、宿主和环境之间的相互作用。有些人感染后可以清除病毒，获得免疫力，呈现无症状感染；有些人感染后症状严重，呈现急性感染；有些人感染后不能及时清除病毒，如果在 6 个月内没有清除病毒，就形成了慢性感染，这是 HBV 感染最大的危害，部分会演变成肝硬化或肝癌。在未获得规范治疗的情况下，慢性 HBV 感染者发生肝硬化和肝癌的概率可高达 15% ~ 40%。全球 45% 的肝癌发病是 HBV 感染引起的，在中国则有 80% 的肝癌由 HBV 感染引起，全球每年死于肝癌的人数约为 70 万，其中中国的死亡病例有 30 万以上，约占全球肝癌死亡人数的 50%。

感染时的年龄是影响是否会发生慢性感染最重要的因素，感染时的年龄越小，慢性化的概率越高。在新生儿期感染 HBV，慢性感染率可高达 90%，婴幼儿和低龄儿童期感染慢性化率也可达 30%，而在青少年期和成人期感染后，95%

以上都可以清除病毒，慢性化率低于5%。因此预防HBV感染越早越好。

慢性感染一般可分为4个阶段，免疫耐受期、免疫清除期、非活动期（免疫控制期）和再活动期。并不是所有感染者都会经过以上4个时期，每个阶段感染的特征也各不相同。

第一阶段一般称免疫耐受期，这个阶段病毒复制活跃，但人体免疫系统与病毒处于和平共处状态，不发生清除病毒的免疫反应，病毒不引起肝细胞损害或导致的损害轻微，但此时感染者体内病毒含量高，表现为HBsAg和HBeAg阳性，HBV-DNA载量高，传染性强。

第二阶段为免疫清除期，人体的免疫系统识别出乙型肝炎病毒并清除病毒，同时免疫系统在清除病毒过程中也损伤肝脏细胞，导致肝功能异常，表现为肝细胞坏死性炎症及不同程度的肝脏纤维化，导致不同程度的肝脏损伤。这个阶段就是活动性肝炎阶段，HBsAg、HBeAg和HBcAb同时阳性（大三阳）。大部分感染者在免疫清除期可发生自发HBeAg阴转并进入免疫控制期，越早发生自发HBeAg阴转，肝脏的慢性损伤越小，也越不容易从免疫控制期转变为再活动期。有部分感染者在免疫清除期会发生肝功能反复或持续异常，HBeAg阳性持续时间长，或HBeAg阴转后又转变为阳性，这类感染者发生肝硬化、肝癌等并发症的风险显著升高。

第三阶段为非活动期（免疫控制期），这个阶段病毒复制不活跃，体内病毒含量低，肝脏也没有明显的炎性活动，病

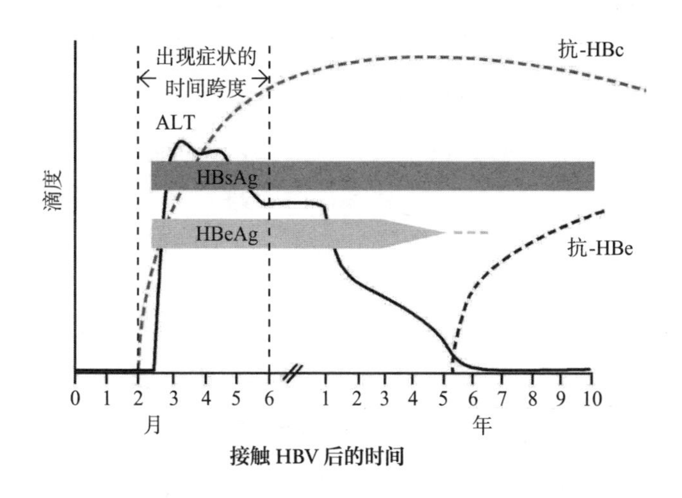

▲ 慢性乙型肝炎血清各种特异抗原和抗体的动态变化

注：

- 接触 HBV 后，潜伏期平均为 70～80 日，症状多在 60 日左右出现，实验室检查 ALT 升高。多呈自限性，常在 6 个月内痊愈，症状消失。
- HBsAg：乙型肝炎表面抗原。HBsAg 在疾病早期出现，一般在 ALT 升高前 2～6 周时，血清中可检测出 HBsAg。HBsAg 阳性是 HBV 感染的主要标志之一，但即使 HBV 复制停止或从体内完全清除，血清 HBsAg 也可长期阳性，故此以深灰色长条代表其滴度长期存在。
- HBeAg：乙型肝炎 e 抗原。HBeAg 阳性表示 HBV 复制活跃，是传染性强的标志。当经过抗病毒治疗或机体产生对 HBV 的免疫清除作用时，HBeAg 滴度逐渐降低至消失，此时抗 -HBe 出现。此过程有些患者早些，有些患者晚些，故浅灰色长条仅代表 HBeAg 滴度逐渐降低的趋势。
- 抗 -HBe：乙型肝炎 e 抗体，曲线表示其抗体水平在升高，HBV 复制减弱，传染性降低。
- 抗 -HBc：乙型肝炎核心抗体。抗 -HBc 可在 HBV 感染后，体内长期携带。如血清检测抗 -HBc 出阳性提示感染过 HBV，可能为既往感染，也可能为现症感染。

资料来源：王宇明，李梦东 . 实用传染病学 [M].4 版 . 北京：人民卫生电子音像出版社，2017.

情稳定，表现为 HBsAg、HBeAb、HBcAb 阳性（小三阳）。

第四阶段为再活动期，病毒低复制状态再次转变为活跃的复制状态，同时免疫系统再次活动，在清除病毒的同时也损伤肝细胞，再次表现为活动性肝炎状态。这时候血清中的 HBeAg 阴性、HBeAb 阳性，成为慢性乙型肝炎。

HBV 在复制繁殖过程中可产生大量完整的病毒，并释放到血液中；同时也会产生大量多余的 HBsAg，这种多余的 HBsAg 以空泡状的小球形颗粒或管状颗粒释放到血液中。HBsAg 虽然数量多，但没有病毒的遗传物质，无传染性，可刺激机体产生相应的抗体，具有中和病毒的作用。早期的血源性乙肝疫苗就是将感染者血清中完整病毒去除，留取空泡状的小球形颗粒或管状颗粒制备而成。

乙型肝炎造成我国的疾病负担

我国曾为乙型肝炎的高流行区。根据1992年国家组织的调查结果显示，人群HBV感染率达60%，表面抗原携带率为9.75%，中国的HBV携带者近1.2亿人，乙型肝炎是影响我国群众身体健康的主要疾病之一。时至今日，在我国政府和专家的共同努力下，我国乙型肝炎防控取得显著成果，目前我国全人群的慢性HBV感染率在6%左右，但在全球仍属于中流行地区。加之我国有14亿多的人口，这就导致我国现有慢性HBV感染人数有近9 000万之巨，约占全球慢性感染人数的30%，是全球慢性HBV感染人数最多的国家。HBV在我国感染的人数多，导致的健康危害重，病毒性肝炎仍然是一个严重的公共卫生问题。随着我国疫苗预防措施的不断落实，抗病毒治疗措施的不断改进完善，在不远的将来，一定会阻断乙型肝炎的流行从而消除乙型肝炎对人民健康的威胁。

乙肝疫苗：预防 HBV 感染的利器

乙肝疫苗的研发经历了血源性乙肝疫苗和基因重组乙肝疫苗两个阶段。

在发现 HBV 表面抗原后，美国科学家布鲁伯格（Blumberg），也就是前文所述发现澳抗的科学家，他和同事提出了用乙型肝炎表面抗原制备乙肝疫苗的想法，并得到了美国默克公司的支持，在 1971 年开始了乙肝疫苗的应用研究。美国默克公司通过严格的纯化和灭活等制备工艺，提取乙型肝炎感染者血浆中的 HBsAg，研发成功了第一个血源性乙肝疫苗，临床试验显示该疫苗具有良好的安全性和保护效果，于 1981 年获得上市批准。

与此同时，中国也开始了同一技术路线的乙肝疫苗研发。

在当时 20 世纪 70 年代的中国，由于医疗条件比较落后，许多农村或欠发达地区出现共用针头、买卖血液等现象，HBV 在国内开始迅速传播，乙型肝炎的发病率和死亡率都非常严重，时任北京医科大学人民医院检验科主任的陶其敏教授，从 1972 年开始从事肝炎研究，并率先纯化了 HBV 核心抗原。1975 年 7 月 1 日，中国第一代血源性乙肝疫苗研究成功，但是当时中国不具备疫苗敏感性和安全性试验条件，她便自己接种了第一支乙肝疫苗，以这种神农尝百草的方式证实了血源性疫苗的安全性。中国政府在1981—1985年的国民经济和社会发展计划中，将血源性乙肝疫苗的研制及中间试验列为国家科技攻关重点项目。1986年，血源性乙肝疫苗在中国获得批准。由于血源性乙肝疫苗受到病人血浆供应的限制以及抗原纯化和感染因子灭活等复杂工艺的约束，当时只能小规模生产，产量受到很大限制。

为了解决产能的问题，科学家将目光转向了乙型肝炎表面抗原蛋白基因。将乙型肝炎表面抗原蛋白基因整合到酵母菌中，产生了与血源疫苗抗原相似结构和相似的免疫效果。酵母菌能大量繁殖，这一技术不依赖人体血浆，使得疫苗更加安全可靠并能大规模生产。1983年，美国默克公司研发了世界上第一个基因工程疫苗，并于1986年获得上市许可。基因工程疫苗因其安全性高和成本低的特点，在美国逐步取代了血源性疫苗。

1992年我国引进美国默克公司的重组乙肝疫苗生产工艺，并于1998年停止了血源性乙肝疫苗的生产，2000年停止使用。随后我国多家疫苗公司生产了多种基于基因重组技术的乙肝疫苗，包括单价和多价联合疫苗、常规剂量和大剂量乙肝疫苗以满足不同人群的接种需要。

我国卫生部于1992年就将乙肝疫苗纳入付费的计划免疫，2002年起实施乙肝疫苗免费，2005年起全部实施免费接种。这一措施取得了巨大的成功：我国的全人群HBsAg阳性率从 1992 年的 9.75% 降低到 2006 年的 7.18%，5 岁以下儿童的 HBsAg 阳性率更是从以往接近成人的感染率水平降低到了 1% 以下。超过 2 亿儿童得到乙肝疫苗的保护；通过全面免费的乙肝疫苗接种，1992—2010 年，中国乙型肝炎病毒感染者减少约 8 000 万人，儿童乙型肝炎表面抗原携带者减少近 1 900 万人，这对提高中国人民健康水平的贡献十分巨大。

如何用好乙肝疫苗

乙肝疫苗对所有型别的 HBV 都有相似的预防效果，接种乙肝疫苗是预防 HBV 感染最有效的方法。乙肝疫苗接种虽然都是在专业卫生机构完成，但大众也需要了解乙肝疫苗接种的基本方法，同时也能够通过了解这些知识，解答自己在乙肝疫苗接种过程中的疑问或困惑。

目前我国有多个单价基因重组乙肝疫苗，在初次免疫中，重组（酵母）乙肝疫苗的接种剂量都是 10μg，适合所有人接种，重组（中国仓鼠卵巢细胞）乙肝疫苗有 10μg、20μg 两种规格，产妇为 HBsAg 阴性的新生儿接种 10μg 规格乙肝疫苗，产妇为 HBsAg 阳性的新生儿和成人接种用 20μg 规格乙肝疫苗。

除了初次免疫剂量的疫苗，我国还有用于无应答者（指完成乙肝疫苗全程接种后不产生乙型肝炎抗体者）复种的 60μg 重组（酵母）乙肝疫苗。乙肝疫苗的接种都采用肌肉接种方式。在三针次乙肝疫苗的全程接种过程中，原则上使用同一种疫苗，但如遇特殊情况，同种疫苗无法获得，也可以采用另一种疫苗替代，但必须是接种对象适用剂量的疫苗。

我国乙肝疫苗的初次免疫程序为三针，接种第一针后 1 个月接种二针，第 6 个月接种第三针，这就是常说的 0、1、6

程序。全程接种三针后 可产生较高的保护性抗体水平，并获得最佳的长期性保护效果。

在乙肝疫苗接种时应尽可能按推荐的时间间隔接种，如果接种时间延后，可能会导致在未完成全程接种期间感染风险增加。原则上第一针和第二针间的间隔不少于28天，第三针与第二针的时间间隔不少于60天，第三针与第一针的时间间隔不少于4个月，如果某针次接种的间隔时间短于最小间隔，则需重新接种这个针次。相反，如果针次间的间隔超过了接种程序规定的时间，第一针和第二针的时间间隔延长，对最终的免疫效果没有影响，而第三针与第二针的间隔延长产生的抗体水平会更高。

乙肝疫苗的接种对象主要是新生儿。所有符合接种条件的新生儿出生后24小时内就应接种首针乙肝疫苗。对于母亲为HBsAg阴性的低体重儿，可以在新生儿体重正常时再全程接种乙肝疫苗。对于新生儿以外的人群，如既往没有乙肝疫苗接种史的儿童、青少年以及有感染HBV风险的成人也需要及时接种乙肝疫苗，有感染风险者包括家庭成员或性伴侣中有HBV感染者、男性同性恋、HIV感染者或性传播疾病病人、肾透析病人、糖尿病病人、乙型肝炎以外的肝病病人、经常暴露于病人体液和血液的医务人员等。

乙型肝炎免疫球蛋白：被动免疫的武器

如果没有接种疫苗却不小心遭受乙型肝炎病毒的感染，还有一个武器，就是乙型肝炎免疫球蛋白（hepatitis B immuneglobulin，HBIG）。

HBIG 是高效价的外源性抗体，感染后立即注射足够剂量的 HBIG 可使人体迅速获得被动保护的免疫力，短时间内迅速清除血清中的 HBV，避免感染乙型肝炎病毒，医学上称为被动免疫。

在日常生活中，输入被病毒污染的血液或血液制品，使用未经严格消毒的注射器、针头，与感染者进行无保护的性行为，甚至皮肤的伤口或不完整的黏膜接触到 HBV 感染者的血液或沾染血液的体液等，都存在着感染病毒的风险。感染的风险一是取决于接触的血液或体液是否具有传染性，二是取决于接触者对 HBV 的免疫力。如果皮肤伤口或黏膜接触到感染者的血液或体液后，须立即用流水或肥皂水冲洗伤口，为防止感染，伤口需要做适当的消毒处理。为了建立起人体的免疫屏障，还可以应急接种乙型肝炎免疫球蛋白或联合接种乙肝疫苗。

伤口处理后是否接种乙型肝炎免疫球蛋白和乙肝疫苗须考虑以下不同情况。

接触者没有接种过乙肝疫苗，既往也没有感染过HBV，或检测乙型肝炎表面抗体为阴性（或低于10mU/mL），如果确定血液或体液的来源者为HBsAg阳性，这时就需要立即同时接种一针乙型肝炎免疫球蛋白和一针乙肝疫苗，并按程序完成三针乙肝疫苗全程接种，如果确定血液或体液的来源者为HBsAg阴性，接触者可不接种乙肝免疫球蛋白，但建议全程接种乙肝疫苗，从而预防以后的乙型肝炎感染风险。

接触者接种过乙肝疫苗，也确定接种疫苗后乙型肝炎表面抗体曾经大于最低保护水平（10mU/mL），无论血液或体液的来源者的HBsAg状态为阳性或阴性，接触者可以不接种乙型肝炎免疫球蛋白和乙肝疫苗。

乙型肝炎免疫球蛋白还是阻断乙型肝炎母婴传播的武器。

HBsAg阳性产妇的新生儿应提前至12小时内完成首针乙型肝炎疫苗接种，并同时接种一剂100国际单位（U）的乙型肝炎免疫球蛋白，以及时阻断母婴传播。在完成首针疫苗后，须按时完成第二针、第三针疫苗接种。对于母亲为HBsAg阳性的低体重儿（出生体重低于2 500g），也应在出生后24小时内接种第1剂乙型肝炎疫苗和一剂100U乙型肝炎免疫球蛋白，并在1个月后重新完成3剂次的全程免疫接种程序。

因接种乙肝疫苗后的抗体阳转率很高，通常接种后无须检测是否产生了抗体，同时由于乙肝疫苗具有长期保护效果，没有明确的 HBV 感染风险者也不建议加强接种。但仍有约 5% 的人完成首次全程接种后不产生抗体，这就是乙肝疫苗无应答，无应答者仍然是 HBV 易感者，因此对于乙肝感染高风险者，须在完成接种后检测乙肝表面抗体（HBsAb）。

HBsAg 阳性产妇的新生儿，应在完成第三针疫苗接种后的 1～2 个月检测 HBsAg 和 HBsAb，如果均为阴性，则可以再接种一针次或按全程接种三针次疫苗。对于免疫系统正常并有乙肝感染高风险的成人，应在完成疫苗全程接种后 1～2 个月检测 HBsAg 和 HBsAb，如果均为阴性，则可以再全程接种三针次疫苗，如果仍然阴性，则可以再接种一针次 60μg 重组乙肝疫苗。对于免疫缺陷者、化疗病人中有持续感染 HBV 风险者及血液透析病人，在既往免疫成功的基础上，建议每年都检测 HBsAg 和 HBsAb，如果均阴性者则给予一针疫苗加强接种。

乙肝疫苗的有效性和安全性

乙肝疫苗特点可以概括为：预防效果显著、安全性良好。乙肝疫苗也因其优秀的预防效果和安全性为人类控制HBV感染做出巨大贡献。

接种乙肝疫苗后人体短期的抗体阳转率可高达95%以上，同时也具有长期良好的预防感染的保护效果。有研究显示，在新生儿期接种乙肝疫苗后，保护效果可长达30年。在预防HBV感染的实际效果上，自1992年WHO建议全体成员国将乙肝疫苗纳入儿童计划免疫以来，目前95%（185个）的WHO成员国或地区已实施了儿童乙肝疫苗计划免疫。经过20多年的该免疫策略的实施，明显降低了HBV高感染率国家的HBV慢性感染率。

经过全球几十年的大规模接种，乙肝疫苗已被证实有极高的安全性，全球疫苗安全咨询委员会已确认乙肝疫苗优秀的安全性特征。早期认为接种乙肝疫苗可引起神经疾病，包括急性炎性脱髓鞘性多发性神经病、多发性硬化、脱髓鞘疾病、视神经炎等，以及慢性疲劳综合征、1型糖尿病、哮喘、关节炎、婴儿猝死综合征等，但经疫苗的长期大规模接种和相关疾病相关性的分析，证实这些疾病的发生与乙肝疫苗接种无关。通常接种乙肝疫苗只会发生轻微的接种反应，包括接种部位疼痛、肌肉痛、短暂的发热等，但这些接种反应通常在 24 小时内消失。疫苗严重的过敏性接种反应罕见，大约每百万剂接种中有 1.1 例发生过敏性反应。

何时能终结乙型肝炎的流行

降低乙型肝炎的疾病负担也要从减少感染人数和减少病死人数两个方面入手。

在减少感染人数方面，我国自1992年起将乙肝疫苗纳入计划免疫，乙型肝炎的母婴传播途径已得到有效控制。但30岁以上的人由于没有乙肝疫苗的保护，这部分人的HBsAg阳性率仍处于较高水平。由于目前还没有治愈乙型肝炎的特效药，因此全人群的感染率呈现缓慢下降趋势。

据我国乙型肝炎感染调查数据估算，2006年我国全人群感染率为7.18%，到2016年下降到6.1%。要下降到2%以下的低流行水平，估计还需要30～40年的时间。但值得欣慰的是，随着乙型肝炎抗病毒治疗的新药不断研发成功并用于临床，一些常用的强效低耐药的抗病毒药物价格也大幅降低，2019年通过政府的药品集中采购，已经成功地将乙型肝炎抗病毒治疗药物的费用降至每月18元以下，因此国内外多个指南均建议扩大慢性乙型肝炎抗病毒治疗的适应证，从而可以有效降低病毒复制，降低肝硬化和肝癌的发生，降低乙型肝炎的病死率。因此，未来几十年推动慢性乙型肝炎的规范治疗也是需要大众积极配合的工作。

2016年，WHO提出了到2030年消除病毒性肝炎作为重大公共卫生危害的目标。我们相信，通过乙肝疫苗预防和扩大慢性乙型肝炎病人诊疗两个手段的综合运用，通过国家政府的引领主导和人民群众的积极配合，将有助于大幅减少乙型肝炎在中国的传播和危害，并最终实现终结乙型肝炎流行的目标。

02 麻疹疫苗：解了麻疹的阎王扣

麻疹：小斑点，大学问

麻疹（measles）是由麻疹病毒引起的急性全身性发疹性传染病，别小瞧了这小小的疹子，它曾是历史上最恐怖的瘟疫之一。

根据历史记载，麻疹这种疾病可以追溯到至今5 000年以前，但鉴于当时天花等传染病横行，在早期对麻疹的描述中，麻疹常与天花混淆。国外医学界约在9世纪末才对麻疹有所认识，阿拉伯医生阿尔·拉兹（Ar-Razi，约841—926年）首先描述了麻疹，他在被公认为是疾病史上杰作的《论天花和麻疹》一书中，对麻疹的临床症状、鉴别诊断和治疗作了详细论述，并认识到麻疹发病的季节性。尽管当时阿尔·拉兹已经把麻疹和天花描述为两种独立的疾病，但这种观点当时并未被人们所接受，在接下来的500年间，大多数人仍常常将这两种疾病混为一谈。直到1675年才正式确定麻疹是一种独立的疾病。Measles一词是由中古英语单词maselen和中古英语单词measle演变而来。这两个单词都意味着小的斑点或污点。据推测，这两个单词最初被用来描述麻疹的症状，因为麻疹通常在身体上产生一些小的红色斑点。这两个单词在中古英语时期合并成了measles，并一直沿用至今。

中医学对麻疹早有记载。东汉张仲景（约 150—219 年）在《金匮要略》中即有阴阳毒的描述。阳毒表现为“面赤，斑锦纹，咽喉痛”等，类似于麻疹的临床症状。西晋永嘉年间（约 307 年），僧人支法存发现麻疹是一种传染性很高的疾病。隋唐时代，对天花（碗痘疮）和麻疹（时气发斑）已能鉴别。北宋时，钱乙（约 1032—1113 年）在《小儿药证直诀》中，对麻疹的前驱期症状有较详细的描述，“小儿痘疹，初起之候，面燥腮赤，目胞亦赤，呵欠烦闷，乍凉乍热，咳嗽，喷嚏，四肢末端发凉，惊悸多睡”，并指出“此天行之病也”，已初步认识到麻疹是一种流行性疾病。至 13 世纪，陈文中在《小儿痘疹方论》中，已描述到能根据皮疹的颜色来判断疾病的预后。15 世纪后，在临床上对麻疹的认识进一步深化。如明朝龚信著《古今医鉴》，首次提出麻疹的病名，并指出“痘疹之症，自发热，疹出而疹退始终无脓浆”，从临床上把麻疹与痘疹分开。

自 1675 年认识到麻疹是一种独立的疾病开始，科学家不断探索麻疹的病因和防治方法，直到 1954 年美国研究者 John Enders 和 Thomas C. Peebles 成功地从病人早期血液或咽洗液中分离培养到麻疹病毒，才正式开始了对麻疹病因的研究。

认识麻疹病毒

麻疹病毒属副黏病毒科（*Paramyxoviridac*）麻疹病毒属（*Morbillivirus*），常呈现为不规则的接近圆形或卵圆形的颗粒，中等大小，直径为 120 ~ 250nm，有包膜，包膜上有突起，含血凝素和血溶素。其飘浮密度为 1.23 ~ 1.25g/cm^3，容易形成气溶胶而造成人群中的传播。

麻疹病毒是一种单股负链 RNA 病毒，不分节段，基因组全长约为 16kb，有 6 个结构基因，编码 6 个主要结构蛋白，即核蛋白（N）、磷酸蛋白（P）、膜蛋白（M）、融合蛋白（F）、血凝素蛋白（H）、RNA 聚酶蛋白（L）。包膜蛋白由 M、H、F 蛋白组成。M 蛋白维持病毒颗粒的结构和完整性。H 蛋白和细胞表面的麻疹病毒受体结合吸附到细胞，并且与 F 蛋白共同作用，诱导病毒包膜和细胞膜的融合使病毒感染宿主细胞。H、F、N 是麻疹病毒的主要抗原，诱导产生的血凝抑制（HI）抗体、血溶抑制（HL）抗体和中和（Nt）抗体，在病毒入侵时，可以保护机体免受感染。

人是麻疹病毒的唯一宿主，麻疹只在人群中造成传播。

与流感病毒不同，麻疹病毒抗原性较稳定，只有一个血清型。近年来发现，麻疹病毒抗原也有小的变异，但这种变化并不影响疫苗的免疫作用。根据核苷酸序列不同，目前已发现麻疹病毒有 A～H 8 个基因组 24 个基因型（A，B1～B3，C1～C2，D1～D11，E，F，G1～G3 以及 H1～H2）。在世界各地流行的基因型的数量从 2005—2008 年的 11 个减少到 2009—2014 年的 8 个，2016 年的 6 个，2017 年的 5 个，2018—2019 年的 4 个。2019 年仅 B3、D4、D8、H1 人在人群中流行，其中以 D8（占 78%）为主要流行基因型。我国自 1993 年通过对麻疹病毒分子流行病学的系统研究，证实 H1 基因型是中国麻疹病毒流行的绝对优势本土基因型。

麻疹病毒对外界抵抗力较弱，在空气和物体表面仅短暂存活（＜2 小时）；对热极不稳定，56℃下 30 分钟可完全灭活，但在 4℃时可生存数周，4℃是短期保存病毒的常用温度。麻疹病毒对寒冷和干燥有较强的耐受性，在 0℃时可生存数天；－70℃低温可保存数年，并可复活。麻疹病毒对日光及紫外线敏感，在阳光照射或者流通的空气中 30 分钟失去活性；当病人离室，房间通风半小时后即无传染性。麻疹病毒对一般消毒剂均很敏感，乙醚、氯仿可灭活病毒；麻疹病毒对酸较为敏感，不能经胃或下消化道传染。

麻疹病毒与人体接触的全过程

麻疹病毒主要通过咳嗽、打喷嚏、说话时产生的呼吸道飞沫传播，少数可通过长时间悬浮在气溶胶的小颗粒中传播，也可经直接接触受感染的分泌物传播，如接触了被病毒污染的玩具等，但是病毒在污染物上的存活时间不长。

感染麻疹后，一般会经历 7 ~ 14 天的潜伏期。此期，麻疹病毒经飞沫进入易感者的鼻、咽、结膜及气管后，感染最初的 2 ~ 4 天，病毒在局部黏膜上皮细胞内及附近的淋巴组织内繁殖，随受感染的白细胞进入血流，形成第一次病毒血症。感染后 5 ~ 7 日，病毒到达全身淋巴组织、肝、脾等器官，进一步复制后再次进入血液，形成第二次病毒血症，在全身传播麻疹病毒，引起全身组织器官病变，如消化道、肝、肺部的感染，全身皮肤和黏膜毛细血管内皮细胞亦被病毒所感染。随着麻疹病毒在体内的复制和机体对抗病毒产生的免疫反应，人体在感染后出现麻疹的症状和体征，标志着潜伏期的结束。

潜伏期后，疾病进入前驱期（2 ~ 4 天）。感染者最初发热，体温可达 38℃以上，并出现上呼吸道卡他症状，患儿流涕、喷嚏、咳嗽、流泪、畏光，结膜炎等。发热 2 ~ 3 天后，口腔的颊黏膜周围出现直径约为 1mm 的灰白色小疹，被描述为红底上的盐粒，这就是柯氏斑（又称麻疹黏膜斑，Koplik spots），是麻疹的特征性体征，是早期诊断麻疹的标志。

随后进入出疹期（4～5天），皮疹为玫瑰色丘疹，自耳后发际、前额、面部、颈部开始自上而下波及躯干和四肢、手掌足底，疹间有正常皮肤。出疹时体温达到高峰，全身症状加重。

若无并发症，皮疹出齐后体温开始下降，进入恢复期。皮疹依出疹顺序逐渐消退，留浅褐色色素斑，伴糠麸样脱屑，2～3周恢复正常。

麻疹常见的并发症有肺炎、喉炎、中耳炎、脑炎等，其中以肺炎常见。严重者可引起死亡。

自然感染麻疹病毒康复后，通常可获得终生保护。

急性期麻疹病人是主要传染源，病人在出疹前、后各4天均有传染性。麻疹病人在最强传染阶段的症状类似普通感冒，所以病人有时并不在意，甚至会勉强外出，极易在环境较密闭的场所如幼儿园、学校、工厂、写字楼等没有麻疹免疫力的密集人群中发生暴发流行。

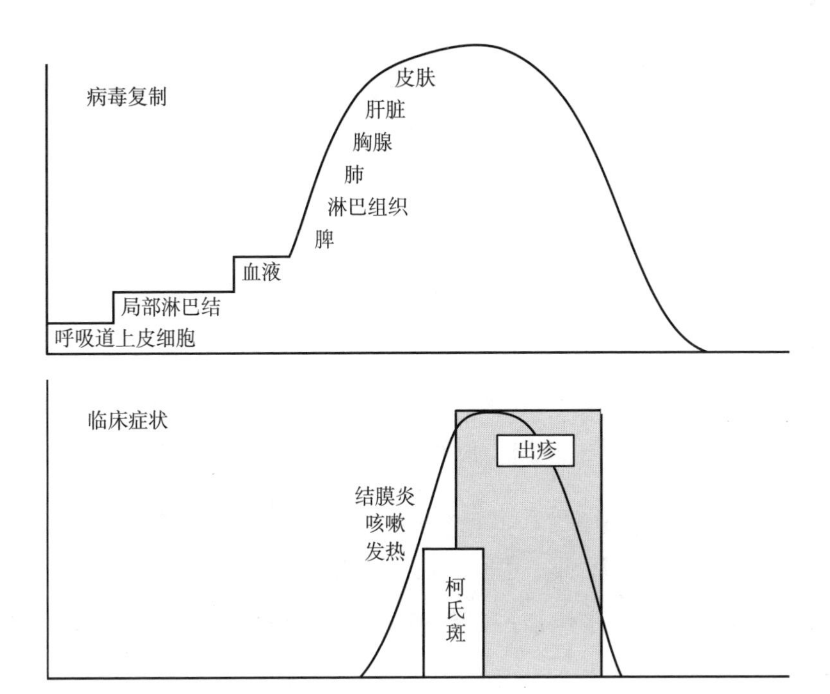

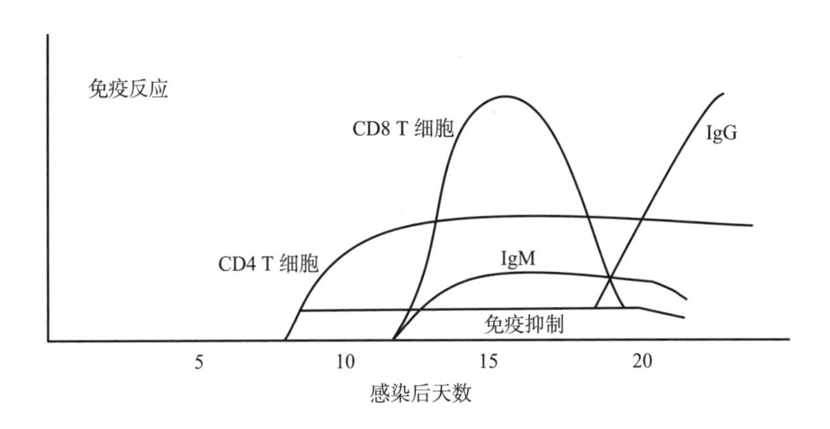

▲ 麻疹的发病机制、临床症状和免疫应答

资 料 来 源：Knipe D M,Phowley P M,Griffin D E,et al.Fields Virology,4th ed.Philadelphia,PA:Lippincott Williams and Wilkins,2001:1401-1441.

麻疹疾病负担

历史上文字记载表明，公元 165 年和 251 年在罗马帝国有麻疹大流行，162 年和 310 年在我国也有类似的流行。1529 年，古巴暴发麻疹，造成三分之二的以前在天花中幸存下来的本地人死亡。两年后，麻疹造成洪都拉斯一半人口死亡。它还曾席卷了墨西哥、中美洲和南美洲的整个印加文明。

在 20 世纪初期，麻疹已是一个普遍存在的疾病，仅在美国，20 世纪 60 年代初，每年就有近 50 万例报告病例。据估计，从公元 7 世纪起到 1963 年，全球约有 2 亿人被麻疹夺去生命。WHO 数据显示，2017 年，全球仍有 11 万人死于麻疹，其中大多数是 5 岁以下儿童，并发症（如细菌性肺炎）是造成麻疹患儿死亡的主要原因。

麻疹之所以如此凶险，有两个原因。

一是麻疹病毒传染性极强，它的基本传播数 R0 为 12 ~ 18，表明 1 位病人可传染 12 ~ 18 名易感者。R0 越高代表其传染性越强，麻疹病毒位居目前已知病毒排行榜榜首，因而有人形容它是病毒界的“扛把子”。其他同为呼吸道传染病的疾病如天花的 R0 为 5 ~ 7，风疹的 R0 为 5 ~ 7，严重急性呼吸综合征（SARS）的 R0 为 2 ~ 5。

二是感染后几乎全部患病，90% 以上的病人为儿童。5

岁以下儿童和30岁以上成人最有可能会引发严重的并发症，并出现继发感染等，严重者会导致失明、脑炎、严重腹泻脱水现象、中耳炎、严重呼吸道感染（如肺炎），甚至死亡。孕妇感染麻疹则可能导致流产或死胎。病人康复后一周，约千分之一可能出现迟发型超敏反应，引发脑脊髓炎，引发永久性后遗症，包括偏瘫、失语、脑神经麻痹、惊厥以及精神障碍，重者还会发生意识障碍等，病死率高达15%。虽然概率低至百万分之一，但麻疹病毒仍有可能会引发亚急性硬化性全脑炎，表现为渐进性大脑衰退，病人可能会在1～3年内死亡。

麻疹曾是我国婴幼儿和学龄前儿童死亡的主要原因之一。在前疫苗时代，几乎人人都患过麻疹。我国民间就素有“孩子出过疹和痘，才算解了阎王扣”的俗语，这里的痘指天花，疹就是指麻疹，只有经过天花和麻疹这两道“鬼门关”，孩子才能顺利地活下来，足以说明当时麻疹对人类健康和生命造成危害的严重性。在使用麻疹疫苗前，我国麻疹呈自然流行状态，发病非常严重。1950—1965年年均发病率为590.6/10万人，且1～2年出现一次大流行，其中1959年发生全国范围内的麻疹大流行，发病率高达1 432.4/10万人，病例数占当年全国报告传染病总数的48.0%；因患麻疹而死亡的人数占全国报告传染病死亡总数的71.1%；我国于1965年开始广泛使用麻疹疫苗，麻疹流行强度大为减弱，发病率和死亡率均大幅度下降，1966—1977年的麻疹疫苗推广使用阶段，全国平均年发病率为 403.9/10 万人，1978 年全国开始实施计划免疫后，全国麻疹发病下降更为明显，1995—2004 年总体维持在 5/10 万人左右。2017 年以来麻疹发病率进一步下降，年发病率在 2/100 万人以下，达历史最低水平。

认识麻疹疫苗：解“阎王扣”的功臣

对于麻疹，临床上并无特异性针对麻疹病毒的治疗措施，主要是对症治疗并预防并发症。在治疗受限的情况下，预防就显得尤其重要了。及时接种含麻疹成分的疫苗是预防麻疹最经济、有效的措施。

研发之路

早在 18 世纪中叶，就有人试图用麻疹病人的血液或分泌物对易感者进行接种，达到预防的目的。麻疹疫苗的研究始于 20 世纪初期，但一直进展不大，人类与麻疹的斗争一直处于被动地位。直到 1954 年 Enders 和 Peebles 成功地从一名来自美国的名叫大卫·埃德蒙斯顿（Edmonston）的 13 岁男孩身上分离到麻疹病毒 Edmonston 株，才为制备疫苗奠定了基础。此后麻疹疫苗的研制工作迅速进展，麻疹的防治才从被动预防转入主动控制。

1960 年，Enders 等人将 Edmonston 株，在鸡胚成纤维细胞中进行了适应和传代至可接受的减毒水平，制成 Edmonston B 原始麻疹减毒活疫苗。Edmonston B 株疫苗接种人体可以产生对麻疹病毒的免疫力，但 Edmonston B 接种后反应较重，发热率高达 80% 左右，其中高热反应占 20% ~ 60%，半数儿童有皮疹，故未推广。1962 年，科学家们将 Edmonston 株进一步传代减毒获得 Schwarz 株，接种后高热率明显下降，抗体阳转率可达 85% ~ 99%。1963 年在美国首先使用。

世界上大部分麻疹减毒活疫苗来源于麻疹病毒 Edmonston 株，如美国 Moraten 株、法国的 Schwarz 株、日本的 AIK-c 株、南斯拉夫的 Ed-Zagreb 株，这些疫苗株都在广泛使用。

1958 年苏联分离的 L_4 株研制的减毒疫苗在 60 年代初期广为使用。1960 年直接用豚鼠肾细胞分离而得 L_{16} 株，也是目前俄罗斯使用的疫苗株。

中国麻疹疫苗的研发历程可以追溯到 20 世纪 50 年代，当时，中国的科研人员开始研究麻疹病毒的分离和培养，这是麻疹疫苗研制的第一步。1955 年汤飞凡等建立了人胚和猴肾细胞的组织培养技术，1957 年成功分离培养出中国第一株麻疹病毒 M9，1958 年用这株病毒试制成灭活疫苗，因效果不佳而终止研究。1958 年，上海生物制品研究所张箐用麻疹患儿血液标本接种小猪和鸡胚，然后取猪肺和鸡胚分别制成麻疹活疫苗，在儿童中进行了初步观察，但免疫效果不确切，未能推广使用，但为研究麻疹疫苗提供了思路。1960 年冬上海麻疹大流行时，张箐等从流行的麻疹病例中分离挑选出 4 株病毒（沪 $_{191}$、沪 $_{193}$、沪 $_{195}$、沪 $_{210}$），以选择适合的疫苗毒株，最后选取从一名 2 岁男孩血液中分离到的沪 $_{191}$ 株制成麻疹疫苗。沪 $_{191}$ 株麻疹疫苗是我国自己培育的麻疹疫苗减毒株。除中国自己分离新麻疹病毒株制备疫苗外，期间中国还对已有毒株进行驯化，如北京生物制品研究所和长春生物制品研究所相继用苏联 L_4 株进一步传代而获得的京 $_{55}$、长 $_{47}$ 麻疹病毒减毒株。1965 年卫生部批准这 3 株减毒株用于生产疫苗。1982 年，因京 $_{55}$ 株免疫原性较弱，免疫持久性较短，而改用沪 $_{191}$ 株。自 20 世纪 80 年代中期，除长春生物制品研究所仍使用长 $_{47}$ 株生产疫苗外，上海、北京、武汉、兰州、成都等地的生物制品研究所均使用沪 $_{191}$ 株生产疫苗。我国早期应用的麻疹疫苗均为液体剂型，但因其存在稳定性差，效期短等缺点，1985 年后全部改为冻干剂型。

1974 年，中国麻疹疫苗免疫持久性研究协作组在浙江诸暨县以沪 $_{191}$ 株、长 $_{47}$ 株和美国 Schwarz 株、苏联的 L_{16} 株进行人群接种比较。结果表明，在免疫性方面，无论是抗体阳转率和几何平均滴度；在反应性方面，无论是高热率或皮疹出现率，我国各所生产的制品都不比美国、苏联的差。

随着时间的推移，中国麻疹疫苗的质量不断提高，主要表现在疫苗的滴度和稳定性有了很大的改进，并于 1993 年使用无特定病原体鸡胚细胞生产疫苗，生产工艺也向微载体发酵罐培养发展，同时陆续开发出多种不同类型的麻疹疫苗，逐渐取代单价麻疹疫苗，包括麻疹 - 风疹联合疫苗、麻疹 - 腮腺炎联合疫苗、麻疹 - 腮腺炎 - 风疹联合疫苗等。我国的麻疹疫苗完全达到 WHO 相关规程的要求，并逐渐发展成为一个完整的产业链。到目前为止，中国已经成了世界上麻疹疫苗（含麻疹成分疫苗）生产的重要国家之一。在研发麻疹疫苗的过程中，中国的科研人员不断改进技术、提高疫苗质量、拓展市场，为全球麻疹疫苗的研制和推广做出了重要贡献。

麻疹疫苗的保护作用

麻疹疫苗是减毒活疫苗，即降低了麻疹病毒的致病性，保留了其免疫原性，接种后相似于患很轻症的自然麻疹感染过程，但可诱导与自然感染相当的体液免疫和细胞免疫，不过抗体滴度通常较自然感染的低。接种麻疹疫苗后人血中可出现一过性的麻疹 IgM 抗体，而黏膜分泌液中则出现 IgA 抗体，IgG 抗体可在血液中持续存在多年。疫苗接种也可诱导麻疹病毒特异性的 CD4 + T 细胞和 CD8 + T 细胞。世界卫生组织认为在免疫成功的前提下，含麻疹成分疫苗产生的保护性抗体能够维持 26～33 年。我国的研究表明，接种麻疹疫苗 25 年后，85% 以上者仍有保护性抗体。

从麻疹疫苗的免疫应答来看，接种麻疹疫苗不仅可有效预防有症状的病例、重症和死亡，而且有较好的抗感染的作用。接种麻疹疫苗后，能有效阻断麻疹病毒的传播，控制麻疹的暴发和流行。

自 20 世纪 60 年代初麻疹疫苗获得使用许可并开展广泛接种以来，全球麻疹发病率大幅度降低，麻疹在一些发达国家几乎绝迹。世界卫生组织宣布于美洲区 2000 年成功消除麻疹。然而，在 1998 年，有关疫苗与孤独症之间的联系的不实报道出现，导致公众对麻疹疫苗的安全性产生质疑。虽然随后的多项研究证实这些报道是不正确的，但仍导致了一些家长不愿意给他们的孩子接种疫苗。这种情况的持续存在导致麻疹在一些欧洲、美洲国家出现了反弹，导致了不该发生的悲剧出现。

我国自 1965 年开始使用麻疹疫苗，1978 年实施儿童计划免疫，2008 年实施扩大国家免疫规划，目前适龄儿童含麻疹成分疫苗接种率达到 95% 以上。我国麻疹发病率由 1959 年的 1432.4/10 万人降至 2020 年的 1/100 万人以下的历史最低水平，防控乃至消除麻疹成果显著，为保护了群众健康和生命安全发挥了重要作用。

麻疹疫苗的广泛应用，每年全球至少可防止上百万儿童死于麻疹，成为全球公共卫生领域的重大里程碑之一。

消除麻疹

继全球消灭天花和即将消灭脊髓灰质炎后，实践证明只要根据疾病的自然史和流行病学特征，并采取科学的策略和措施，消除或消灭某种疾病是可能的。鉴于人是唯一已知的麻疹病毒感染宿主，麻疹疫苗能够有效地阻断麻疹病毒的传播等特点，消除麻疹在技术上是可行的，1997年，美国疾病控制与预防中心（CDC）、泛美卫生组织（PAHO）和WHO联合召开控制和消除麻疹进展第3次会议，再次提出使用含麻疹成分疫苗控制与消除策略。WHO美洲区通过采取免疫、监测、管理等消除措施，已于2000年成功实现了消除本土麻疹目标。基于理论和实践经验，继全球消灭天花和即将消灭脊髓灰质炎后，WHO将麻疹纳入下一个拟被消除的传染病，并于2004年提出全球消除麻疹计划，即一个国家或地区在良好的监测系统和支持性的基因分型证据下表明本土麻疹传播已中断至少36个月。

目前，WHO六大区均确立了消除麻疹或降低死亡率的目标。如WHO美洲区、欧洲区、东地中海区、西太平洋区、非洲区分别提出于2000年、2007年、2010年、2012年、2020年消除麻疹的目标，东南亚区确立到2015年实现麻疹死亡率下降95%目标。尽管美洲区已于2000年成功消除麻疹，但由于2018年委内瑞拉和2019年巴西重新确立了麻疹地方性传播，美洲区打破了已确立的麻疹消除状态。欧洲区曾有24个国家实现了消除麻疹目标，但由于个别国家麻疹疫苗接种率不高，近年来麻疹在部分国家如英国、希腊、捷克和阿尔巴尼亚麻疹卷土重来，这4个国家2019年失去了消除麻疹的认证。西太平洋区消除麻疹进展喜人，中国澳门特别行政区已经取得消除麻疹认证，一些国家例如澳大利亚、蒙古、韩国、文莱、柬埔寨、日本也已取得西太平洋区消除麻疹认证。我国目前消除麻疹工作取得巨大进展，自2014—2022年麻疹发病逐年下降，于2022年达到历史最低水平。我国麻疹的低发病率和病毒学监测数据证实我国目前正在接近消除麻疹。

尽管消除麻疹道路曲折，困难重重，但目前全球都在朝着这个目标努力。2021年WHO《2021—2030年麻疹和风疹战略框架》倡导“一个没有麻疹和风疹的世界”的设想，提出2021—2030年的目标是“实现和维持区域麻疹和风疹消除目标”。相信通过疫苗接种为主的综合性消除麻疹措施的有效落实，麻疹必将成为继全球消灭天花、即将消灭脊髓灰质炎后第3个被消除乃至消灭的传染病。

03 人乳头状瘤病毒疫苗：终结宫颈癌的利器

2008 年 12 月 10 日，诺贝尔奖颁奖典礼在瑞典斯德哥尔摩音乐厅举行，生理学或医学奖授予了德国科学家哈拉尔德·楚尔·豪森（Harald zur Hausen），以表彰其发现了人乳头状瘤病毒（human papilloma virus，HPV）和宫颈癌的相关性。由于豪森教授的发现，宫颈癌成为迄今病因最为明确的一种癌症，在此基础上，人类研制出了能够预防女性常见癌症——宫颈癌的有效疫苗。人乳头状瘤病毒疫苗（HPV 疫苗）使得人类可以最终远离宫颈癌这一恶性肿瘤，宫颈癌也成为人类可以预防的第一种恶性肿瘤。

自 2006 年第一支 HPV 疫苗问世以来，全球累计分发 5 亿多剂。世界卫生组织（WHO）表示，HPV 疫苗是全球加速消除宫颈癌公共卫生问题的基本支柱，未来 100 年内将能预防 6 000 万例宫颈癌病例和避免 4 500 万人的死亡。

用疫苗就能预防一种癌症，这在人类历史上还是第一次。

HPV 和癌症

癌症就是恶性肿瘤，是导致人类死亡的主要原因之一。癌症的发病原因至今还没有完全弄清，因此很难预防。大多数癌症并不是某种特定病原体（细菌或病毒）感染引起的，多为家庭因素、环境因素等。长期以来，人们对预防癌症的认知仅停留在改变诱因，如改变生活方式和个人习惯，来降低患癌的风险，如何找到癌症的确证病因，做到精准预防，是医学家们长期以来苦苦思索的问题。

在 19 世纪以前，人们普遍认为肿瘤只是一种遗传性疾病，和微生物无关。1909 年，美国纽约洛克菲勒研究所的佩顿·劳斯（Peyton Rous）通过实验，首次从鸡肉瘤中分离出了肿瘤病毒，并发现其可以在动物间传播，引起其他鸡的肿瘤，首次证明动物的癌症是可以传染的。随着分子生物学的发展，病毒研究不断深入，1933 年，生化学家理查德·肖普（Richard Shope）发现了第一个 DNA 肿瘤病毒——兔乳头状瘤病毒（cottontail rabbit papilloma virus，CRPV）。随后在 1935 年，美国微生物学家佩顿·劳斯证明了 CRPV 是棉尾兔癌症的原因，首次建立起了病毒和哺乳动物癌症的关联。由此开启了肿瘤病因学的新篇章。劳斯也因此获得了 1966 年的诺贝尔生理学或医学奖。

时间来到1974年，德国学者Harald zur Hausen教授猜测，乳头状瘤病毒对人的危害，可能不止于让人体长出疣等肿物那么简单，提出HPV可能与宫颈癌的发生有关，并开始在子宫颈组织中寻找HPV。以当时分子生物学的发展为依托，1977年莱弗帝（Laverty）首次在电子显微镜中观察到子宫颈活检组织中存在人乳头状瘤病毒颗粒。经过大量的实验和探索，1983年Hausen首次从子宫颈癌组织活检中发现了HPV-16型，并最终证明HPV的某些型别就是造成宫颈癌的病原体。

至此，HPV与癌症的关系正式确立。

自豪森的发现至今，已确定的HPV型别共228种，但并不是所有的型别都与疾病相关。有40多种HPV可以感染生殖道黏膜上皮组织，引起尖锐湿疣和宫颈癌等多种生殖道疾病。有性行为的男性和女性一生中感染HPV的累计感染概率高达85%~90%，多数HPV感染后会被机体清除，只有少数会持续感染并最终发展为癌前病变乃至浸润性癌。根据致癌潜力分为高危型和低危型（表4）。

高危型HPV主要引起恶性肿瘤，如子宫颈癌、阴道癌、阴茎癌、肛门癌等，包括：HPV-16、HPV-18、HPV-31、HPV-33、HPV-35、HPV-39、HPV-45、HPV-51、HPV-52、HPV-56、HPV-58、HPV-59、HPV-68。高危型HPV与全球约4.5%的癌症新发病例有关。在头颈部癌症和肛门癌中，HPV-16和HPV-18分别占到了85%和87%——两者是除宫颈癌外的第二和第三大最常见的 HPV 相关癌症。

低危型 HPV 主要引起疣状损伤、生殖器疣。许多疣包含多种 HPV 类型，但研究表明，HPV-6 型和 HPV-11 型占所有病例的 90%。

表 4　不同基因型 HPV 的致癌性

类别	基因型
1 类（人类致癌物）	HPV-16、HPV-18、HPV-31、HPV-33、HPV-35、HPV-39、HPV-45、HPV-51、HPV-52、HPV-56、HPV-58、HPV-59
2A 类（对人类很可能的致癌物）	HPV-68
2B 类（对人类可能的致癌物）	HPV-26、HPV-30、HPV-34、HPV-53、HPV-66、HPV-67、HPV-69、HPV-70、HPV-73、HPV-82、HPV-85、HPV-97
3 类（对人类的致癌性尚不能确定）	HPV-6、HPV-11

资料来源：Bouvard V, Baan R, Straif K, et al. Biological agent[M]. Lyon: IARC, 2012.

HPV：温和又可怕的病毒

HPV 能直接致癌，是由它的特殊结构决定的。

HPV 是一种嗜上皮组织的无包膜双链环状 DNA 病毒，有 8 个联接蛋白的开放阅读框，分别为早期遗传基因 E_1、E_2、E_4、E_5、E_6、E_7 和晚期遗传基因 L_1、L_2。前者参与感染至病毒 DNA 复制的过程，调控 HPV DNA 的复制、转录以及恶性转化。后者制作病毒的核衣壳蛋白，其中 L_1 蛋白保守度高，是主要的型特异性抗原。

很多研究认为，E_6 和 E_7 是 HPV 最主要的致癌蛋白，细胞的永久生化和恶变都与 E_6 和 E_7 相关。E_6 和 E_7 能各自或联合与体细胞内的一些重要蛋白分子结合，将遗传物质整合到宿主细胞 DNA 之中，改变细胞正常的转录、翻译和信号转导，阻止细胞凋亡，使体细胞在受损的同时，不发生自动凋亡，而是不断进行繁殖，发生越来越严重的基因异常重组，最终实现细胞的恶性转变，形成肿瘤。简单地说，就是 HPV 的蛋白基因能在导致人体细胞分裂的同时，不杀死自己，无限增殖。

HPV 是如何感染人体的

HPV 广泛存在于大自然中，适合在人鳞状上皮组织生长繁殖。人体的鳞状上皮组织存在于皮肤、生殖道、肛周皮肤、阴道下部、阴茎、口腔等部位。在人群中有三个传播途径：性传播、母婴传播及皮肤、黏膜接触。

HPV 的传染源是病人及病毒感染者，尤其是病人的生殖器皮肤或黏膜内含有 HPV 病毒，可通过性接触传染给性伴侣。上皮组织的微小伤口与外层表皮层接触后，HPV 直接感染具有高度增殖能力的基底细胞，病毒 DNA 伴随衣壳蛋白 L_2 进入宿主细胞核，并不断复制自己向外层表皮层活动。当受感染的细胞成为上皮组织的最外层时，HPV 会使细胞破裂释放出大量病毒颗粒。从病毒感染宿主到病毒颗粒释放出来，可经历几周甚至几个月。脱离宿主的病毒颗粒可在环境中保持几天的传染性，继续感染新的宿主。

HPV 与宫颈癌

女性子宫颈移行带区的结构因与基底细胞相类似，更容易感染病毒。超过 90% 的宫颈癌与 HPV 感染相关。

世界卫生组织 / 国际癌症研究机构（WHO/IARC）2018 年公布的全球癌症最新数据显示，全球范围内宫颈癌年新发病例数约 57.0 万，死亡人数约 31.1 万，位居女性恶性肿瘤发病和死亡的第四位。其中，超过 85% 的宫颈癌新发病例病人来自发展中国家，我国每年有 10.6 万新发宫颈癌病例，并有约 4.8 万例死亡。2000 年以后，我国宫颈癌的发病率总体呈现上升趋势。

感染 HPV 引发宫颈癌主要通过性传播。流行病学调查显示，女性有两个 HPV 感染高峰：15 ~ 24 岁的年轻性活跃女性和 40 ~ 45 岁的女性。有正常性行为的女性一生中感染至少一种型别 HPV 的概率达 80%，绝大多数为无症状的一过性感染，超过 80% 的感染可在 6 ~ 24 个月被机体清除。仅有少数女性呈 HPV 持续感染并最终发展为癌前病变和癌变。

癌前病变和癌变是一个漫长的过程。首先是性行为引起 HPV 感染：大约有 50% 的年轻女性在开始性行为后的 3 年内会感染 HPV；其次是感染 HPV 高危型：大约 10% 的女性会持续感染高危型 HPV，有些将发生轻度细胞学形态异常，比如有不明意义的不典型鳞状细胞（atypical squamous cell of undetermined significance，ASC-US）或低级别鳞状上皮内病变或鳞状上皮内病变；最后，大约 10% 高危型 HPV 持续感染或鳞状上皮内病变将会进展为浸润性宫颈癌。整个过程一般需要 5 ~ 25 年的时间。

只有 HPV 持续感染宫颈病变，才有可能发展为宫颈癌，这是一个由量变到质变、渐变到突变的相当缓慢的过程。

宫颈癌病人检出的 HPV 中，最常见的是 HPV-16 和 HPV-18，全世界超过 70% 的宫颈癌病例都与持续感染这两种高危型 HPV 有关。其余的型别中 HPV-45 占 6%，HPV-31 占 4%，HPV -33 占 4%，HPV-52 占 3%，HPV-58 占 2%。在鳞状细胞癌呈 HPV 阳性的病例中，这 7 种 HPV 类型总共占到大约 90%。感染类型因地域、民族略有差别，我国女性感染的高危 HPV 型别主要有 HPV-16、HPV-18、HPV-33、HPV-52、HPV-58、HPV-68。

目前尚无治疗 HPV 感染的特异手段。自然感染 HPV 后人体产生的抗体较少，产生的抗体增长缓慢，效价和亲和力不高，不足以形成长期保护。由于 HPV 的型别很多，感染过其中一种甚至多种型别的 HPV 后，还可能被其他型别病毒感染。有效的预防措施可预防大部分宫颈癌病例。宫颈癌综合控制措施包括一级预防（接种人乳头状瘤病毒疫苗）、二级预防（筛查和治疗癌前病变）、三级预防（诊断和治疗浸润性宫颈癌）和姑息性治疗。

由于HPV在人体的感染并不会引起明显的免疫反应，整个致病过程温和而缓慢，难以察觉，这给疾病的早期筛查带来了困难。但也由于癌前病变的演变过程较长，因此可以有足够的时间通过子宫颈筛查来发现癌前病变，及时阻止其继续进展。WHO建议在30岁及以上的女性中筛查子宫颈HPV感染情况，中国《子宫颈癌防控指南》建议筛查起始年龄在25～30岁。筛查和治疗浸润前宫颈病变的效果非常好，可以有效预防宫颈癌前病变进展为宫颈癌。

同时，宫颈癌致癌原因明确，几乎所有的宫颈癌都与生殖器官感染人乳头状瘤病毒有关。因此，随着有效的HPV疫苗的开发和筛查项目的发展，意味着宫颈癌能从源头上做一级预防，宫颈癌成为目前为止唯一一个可以准确预防的癌症。

HPV 疫苗的诞生

1990 年，澳大利亚免疫学家伊恩·弗雷泽博士和中国分子病毒学家周健博士发现，L_1 和 L_2 蛋白能在体外条件下组装成 HPV-16 的病毒样颗粒（virus-like particle，VLP），VLP 近乎一个天然的病毒衣壳，内部不含导致疾病的 DNA，不致病却可以在体内诱导病毒中和抗体和记忆效应，是机体产生抵御外界病毒的武器，从而保护身体免受 HPV 感染。

这一研究正式打开了 HPV 疫苗研发的大门。

2006 年，借由伊恩·弗雷泽博士和周健博士的发明，默克制药公司和葛兰素史克公司宣布生产的第一款人乳头状瘤病毒疫苗产品问世，并为一对姐妹接种了世界第一支人乳头状瘤病毒疫苗。人乳头状瘤病毒疫苗的研发成为 2006 年世界十大科技成果之一。伊恩·弗雷泽博士和周健博士，也因为发明 HPV 疫苗，获得了 2015 年欧洲发明大奖非欧国家类最受欢迎奖。

后续所有 HPV 疫苗研发都是利用这一原理，将 VLP 装配在酵母菌、杆状病毒、大肠埃希菌等不同的载体中，人类免疫系统仍然可以认出剔除 DNA 的 HPV 外壳，从而产生相应的抗体及免疫反应。这样，当人体再次遭受相同类型 HPV 入侵时，就可以很快发现它并将其拒之门外。通过 VLP 研制出的 HPV 疫苗不含病毒 DNA，因此都不具有感染性，所有疫苗也不含任何防腐剂或抗生素。

至此，从 20 世纪 80 年代人类第一次将宫颈癌与 HPV 联系起来，到科学家找到制作 HPV 疫苗的策略，再到能接种的 HPV 疫苗，仅仅过去了 20 多年。

HPV 疫苗现状

2006 年，第一支预防性四价 HPV 疫苗在美国上市。次年，另一款二价疫苗也在美国获批上市。随后，两款疫苗相继在全球多个国家上市使用。并带动了新的 HPV 疫苗的研发，2014 年，九价 HPV 疫苗正式上市使用。

中国也加大了对 HPV 疫苗的研发，在 2019 年 12 月底，中国首个国产人乳头状瘤病毒疫苗获批，并于 2020 年 5 月正式投入市场。使中国成为继美国和英国之后，世界上第 3 个实现人乳头状瘤病毒疫苗独立供应的国家。2022 年 3 月 25 日，沃森生物二价 HPV 疫苗获得国家药品监督管理局的上市批准。这是国内获批的第二款二价 HPV 疫苗。

目前全球已有 6 种预防性 HPV 疫苗获得许可，都用于预防宫颈癌前病变和由高危型 HPV 引起的癌症。

目前国内共有 5 款预防性 HPV 疫苗上市，均属于非免疫规划疫苗（表 5）。

表 5　国内已上市 HPV 疫苗（截至 2023 年 2 月）

项目	二价 HPV 疫苗			四价 HPV 疫苗	九价 HPV 疫苗
生产企业	英国葛兰素史克	中国万泰生物	中国沃森生物	美国默沙东公司	美国默沙东公司
获批上市时间	2007 年（全球）/ 2016 年（中国）	2019 年（中国）	2022 年（中国）	2006 年（全球）/ 2017 年（中国）	2014 年（全球）/ 2018 年（中国）
商品名	希瑞适（Cervarix）	馨可宁（Cecolin）	沃泽惠（Walrinvax）	佳达修（Gardasil）	佳达修 -9（Gardasil-9）
HPV 型别	HPV-16、HPV-18	HPV-16、HPV-18	HPV-16、HPV-18	HPV-6、HPV-11、HPV-16、HPV-18	HPV-6、HPV-11、HPV-16、HPV-18、HPV-31、HPV-33、HPV-45、HPV-52、HPV-58
适宜年龄	9 ~ 45 岁	9 ~ 45 岁	9 ~ 30 岁	9 ~ 45 岁	9 ~ 45 岁
接种剂次	3 剂（0、1、6 个月）	9 ~ 14 岁：2 剂（0、6 个月） 15 ~ 45 岁：3 剂（0、1、6 个月）	9 ~ 13 岁：2 剂（0、6 个月） 14 ~ 30 岁：3 剂（0、2、6 个月）	3 剂（0、2、6 个月）	3 剂（0、2、6 个月）
可预防 HPV 基因型	HPV-16、HPV-18			HPV-6、HPV-11、HPV-16、HPV-18	HPV-6、HPV-11、HPV-16、HPV-18、HPV-31、HPV-33、HPV-45、HPV-52、HPV-58

续表

项目	二价 HPV 疫苗	四价 HPV 疫苗	九价 HPV 疫苗
可预防疾病种类	HPV-16、HP-V18 相关的宫颈癌、CIN Ⅰ～Ⅲ及宫颈原位腺癌	以上 4 种 HPV 基因型相关的女性宫颈癌、外阴癌、阴道癌及 CIN Ⅰ～Ⅲ、宫颈原位腺癌、VIN Ⅱ～Ⅲ、VAIN Ⅱ～Ⅲ；男性的阴茎上皮内瘤变Ⅰ～Ⅲ级及阴茎癌；女性和男性的生殖器疣、生殖器上皮内瘤变、肛门癌	以上 9 种 HPV 基因型相关的女性宫颈癌、外阴癌及阴道癌、CIN Ⅱ～Ⅲ、宫颈原位腺癌、VIN Ⅱ～Ⅲ；男性的阴茎上皮内瘤变Ⅰ～Ⅲ级及阴茎癌；女性和男性的生殖器疣、生殖器上皮内瘤变、肛门癌

注：CIN 为宫颈上皮内瘤变，VIN 为外阴上皮内瘤变，VAIN 为阴道上皮内瘤变。

HPV 疫苗的免疫原性和有效性

所有 HPV 疫苗都可用于预防宫颈癌前病变和由高危型 HPV 引起的癌症。针对所有上市疫苗的研究均表明，预防性 HPV 疫苗有很好的耐受性、高度免疫原性，能够诱导较高的抗体滴度，通过一级预防接种 HPV 疫苗，可以有效预防 70% ~ 90% 的宫颈癌。

目前二价、四价和九价 HPV 疫苗在全球各地研究显示，完成全程免疫接种，包括三剂接种程序及部分国家小年龄两剂接种程序，均能观察到较高的疫苗相关抗体阳转率及血清抗体滴度。如果未能按时完成接种，只要完成三剂疫苗接种也可以获得较好的免疫反应。

我国获批上市的进口 HPV 疫苗和国产二价疫苗价格低廉，且都具有较高的免疫原性，其中免疫应答在 9 ~ 15 岁女孩中最高，接种后 3 年随访，仍可检测到血清抗体，表明具有较长的免疫持久性。

在 15 ~ 26 岁年轻女性中，不论是二价、四价还是九价疫苗，三剂次接种方案对 HPV-16 和 HPV-18 导致的宫颈腺癌保护率为 80% ~ 90%。四价疫苗可以保护所包含的 HPV 病毒引起的子宫颈、外阴、阴道病变高达 98%，对外阴和阴道上皮内瘤病变保护率超过 90%。

接种前后比较，13 ~ 19 岁女孩 HPV-16 和 HPV-18 的患病率在接种 5 ~ 8 年后明显下降，下降了 83%，20 ~ 24 岁女性下降了 66%，未接种疫苗的女性也会通过群体效应获得间接保护。在英国的一项基于人群的癌症登记数据进行的观察性研究中，推行二价 HPV 疫苗免疫计划后，12 ~ 13 岁接种的女性的宫颈癌几乎被消灭。

此外，对于 HPV 导致的其他癌症，如口腔癌、肛门癌等，HPV 疫苗也表现出了不俗的效果。

HPV 疫苗的安全性

常见的 HPV 疫苗接种后局部反应包括注射部位的疼痛和肿胀，通常历时较短，并可自行消退；全身反应包括头晕、肌肉酸痛、关节痛和胃肠道症状（恶心、呕吐和腹痛）。迄今为止，罕见全球疫苗安全顾问委员会（GACVS）定期对 HPV 疫苗的安全性进行审查，未发现任何安全问题。仅有少数的过敏反应报告。因此，对于 HPV 疫苗的不良反应不用过于担心。

免疫策略

我国对批准上市的几种 HPV 疫苗，推荐接种年龄都放宽到了 9 ~ 45 岁。未感染过 HPV 疫苗中包含型别病毒的适龄女性均能接种，而且越早接种越好。

推荐在初次性生活前接种 HPV 疫苗更为有效，因为各个国家女性初次性生活的年龄不同，所以所推荐的 HPV 疫苗接种年龄稍有差别。WHO 认为，为 9 ~ 14 岁的多个年龄队列女孩接种 HPV 疫苗最具有成本效益（相对于单年龄组），特别是使用二剂次程序，因此提出为预防宫颈癌，建议 9 ~ 14 岁未发生性生活的女性作为主要目标人群，15 岁以上的女性或男性为次要目标人群。

孕妇接种 HPV 疫苗的安全性数据有限，因此不推荐孕妇接种 HPV 疫苗。但给哺乳期女性接种 HPV 疫苗并不影响母亲或婴儿母乳喂养的安全性。由于 HPV 感染风险的存在，WHO 依然推荐免疫功能低下或 HIV 阳性人群接种 HPV 疫苗。

未来展望

HPV 疫苗是全球首个，也是唯一一个可以预防宫颈癌等癌症的疫苗。目前已有 125 个国家将其纳入国家免疫规划，47 个国家将其纳入男性免疫规划。HPV 疫苗问世以来，疫苗接种量逐年上升，但由于产能和地域经济水平不平衡等原因，人群接种率仍然较低。

2020 年 11 月，世界卫生组织发布《加速消除作为公共卫生问题的宫颈癌全球战略》，立下未来 10 年将要实现的三项目标：到 2030 年，90% 的女孩接种 HPV 疫苗，70% 的女性在 35 ~ 45 岁之前接受癌前期病变筛查，90% 的确诊宫颈疾病的女性有机会获得治疗。这些措施加在一起，可实现在 2050 年之前，将宫颈癌新发病例减少 40% 以上，并预防 500 万例相关死亡。

2023 年 1 月我国也发布了《加速消除宫颈癌行动计划（2022—2030 年）》，计划指出要持续推广适龄女孩 HPV 疫苗接种服务。近年来，广东、海南、福建等省以及鄂尔多斯、济南、厦门、无锡等市陆续出台了适龄女孩 HPV 疫苗免费接种政策，起到了良好示范效应。下一步将探索多种渠道支持资源不足地区适龄女孩接种，加速消除宫颈癌目标实现。

值得注意的是，目前的 HPV 疫苗为预防性疫苗，仅对未感染 HPV 的人群有效；已经感染的人群，接种 HPV 疫苗后并不能消除已有的感染。目前治疗性疫苗也在紧锣密鼓的研发中。目前已经确认的 13 种能够致癌的 HPV 病毒，已经上市的 HPV 疫苗未能完全覆盖，未来需要继续研发覆盖所有型别的 HPV 疫苗。

距第一针 HPV 疫苗问世已经过了十多年的时间，随着疫苗产能的不断增长，接种范围将会覆盖更多的适宜人群，我们也将继续研发低价、安全、高效的 HPV 疫苗，让 HPV 疫苗造福更多的人。

04 流感疫苗：从监测到押题，从被动到主动

百年流感——从未远去的世纪瘟疫

流感病毒一直是人类健康的巨大威胁，人类与流感的斗争已经持续数个世纪。作为一种特殊生命形式，流感病毒以其高速的突变能力，在与人类的残酷斗争中赢得一席之地，在历史上曾多次造成流感大流行，给人类带来巨大灾难，被称为“躲也躲不过的敌人”。

本书第一章写到，1918 年大流感是流感流行史上最严重的一次惨绝人寰的人类灾难，也是历史上死亡人数最多的一次全球瘟疫。它感染了近世界三分之一的人口，估计全世界患病人数超过 5 亿人，发病率 20%～40%，而致死率约 10%，估计全球死亡人数达 5 000 多万，比第一次世界大战死亡总人数还多。

最近一次流感全球大流行发生在 2009 年。这次始于墨西哥和美国的流感大流行是 21 世纪首次，在短短几周之内就迅速地蔓延到全球。世界卫生组织把传染病警戒级别提到最高级 6 级，这还是 40 年来的第一次。这次大流感的蔓延在世界范围内持续了一年多时间。有记者回忆道，“甲型 H1N1 流感发生时，墨西哥城仿佛变成一座‘幽城’，当时，甚至有病人在大街上候诊。”这次来势汹汹的甲型 H1N1 流感对中国也产生了很大影响，部分大型赛事取消，流行区域学校停课，医院人满为患，给学龄儿童、青少年和健康成年人及社会发展带来了一定的影响。

随着人类医疗的进步，虽然流感现在造成的危害远远不及当年那么糟糕，但这把利剑始终高悬在人类的头顶之上，总在人类不经意之间，便会展露其狰狞面目。

流感，绝不仅仅是感冒这么简单

流感和感冒，虽只有一字之差，危害却大不相同。在很多人的观念里，流感不过是一种小病，如同感冒一般，甚至不用打针、不用吃药，过几天就自然好了。实际上，流感并不像感冒那样简单，往往是“小流感”潜藏着“大麻烦”。

流感常见的症状有高热、流鼻涕、喉咙痛、肌肉酸痛、头痛、咳嗽和疲倦感等，如果感染者的免疫力正常，没有合并肺炎，完全可以自愈，也就是常说的自限性疾病。但流感的危害之一就是“流感病毒搭台，其他病原唱戏”。意思就是流感病毒攻破人体免疫系统之后，给其他病原体的感染或原有基础疾病加重制造了更多的机会。感染流感病毒后，其他致病原体趁虚而入，引起感染，这就是感染流感之后的继发性感染。而对于一些特殊高风险人群，感染流感后，发展为重症流感，引发一系列并发症可能性更高：如病毒性肺炎、支气管炎、喉炎、严重急性呼吸窘迫综合征等呼吸系统损伤；脑膜炎、脑炎、脊髓炎等神经系统损伤；心肌炎、心包炎，心衰、缺血性心脏病等心肌损伤；肌炎和横纹肌溶解、肌痛、肌无力、肌红蛋白升高、急性肾损伤等。而且流感这个坏家伙特别欺软怕硬，特别偏爱抵抗力较弱、更容易引发并发症的高危人群：如 < 5 岁，特别是 < 2 岁的儿童，他们

的免疫功能尚未健全，呼吸系统还在生长发育阶段，与流感病毒进行亲密接触后容易造成重症感染；年龄≥65岁的老年人，抵抗力较弱，感染流感病毒后，容易引发心血管、肺部疾病等并发症；有哮喘、慢性阻塞性肺疾病、冠心病、糖尿病、肝病、肾病等慢性疾病的人群，若感染上流感可谓是伤害加倍，容易出现多种并发症，引起基础疾病恶化。

人类每年因流感死亡的病例是一个极为庞大的天文数字。据世界卫生组织估计，流感每年可导致全球300万～500万重症感染病例和29万～65万呼吸道疾病相关死亡病例。而在我国，据统计，每年大约有8.8万人死于流感，其中60岁以上老年人占80%以上。

虽然由于科学技术的发展，2009年的全球大流感对人类健康的影响不能与前几次大流行同日而语，但出现疫情的国家和地区仍然有200多个，造成超过1.8万人死亡。实际上，由于无法统计等因素，或许死亡人数远远大于这一数字。科学家根据模型推算，在2009年4月至2010年8月间，流感可能造成15.17万～57.55万人死亡，约为世界卫生组织所公布确诊死亡人数的8～31倍。

流感病毒——变幻莫测的四大家族

为什么一个小小的、人类肉眼都看不到的流感病毒，会引起这样巨大的灾难？我们有必要来认识一下这个令人谈之色变的恶魔病毒。

流感病毒为RNA病毒，属于正黏病毒科，病毒颗粒呈球形或杆状，直径80 ~ 120nm。科学家根据该病毒核蛋白和基质蛋白的不同，将流感病毒分为甲、乙、丙、丁（A、B、C、D）“四大门派”。其中甲型流感病毒门派名气最大，对人类社会的危害也最大。1918年大流感和2009年大流感均是由大名鼎鼎甲型流感兴风作浪。甲型流感病毒在动物中广泛存在，陆海空全方位覆盖，如禽类、猪、马、海豹以及鲸、水貂等身上都有它的身影。常谈及的禽流感一般都是甲型流感，并且，甲型流感还可以在不同物种之间传播。乙型流感病毒门派最青睐人类，但人丁不太兴旺，本事也不太高强，发生大规模流行的可能性比较低。丙型流感病毒门派能感染人、狗和猪，但传播能力不高，仅导致上呼吸道感染的散发病例。丁型流感病毒门派隐身于家畜中，主要感染猪、牛等家畜，目前尚未发现其能够感染人类的证据。

总之，在流感病毒四大门派中，甲型和乙型流感病毒门派在人类世界中“存在感”较强，特别是甲型流感病毒。甲型流感病毒根据自身所带的引起人类感染发病的两种武器血凝素（HA）和神经氨酸酶（NA）的特点，分成了多个家族（亚型）。目前，科学家发现甲型流感病毒的HA亚型有18种（H1～H18），NA有11种亚型（N1～N11）。根据HA和NA不同，给每个家族命名为HxNy，理论上甲型流感病毒有18×11 = 198个亚型，实际上在人类中可能存在144个亚型，所以甲型流感病毒的变异堪称“九九八十一变”，让人眼花缭乱。而且甲型流感病毒每个家族亚型在全球各地还分布着不同的弟子。

甲型流感病毒由于每个家族亚型、每个弟子所带的致病武器不同，其传染性和致病性存在天壤之别，有的毒力较强，有的毒力较弱，感染后从无症状感染到几乎100%死亡不等。而且，不同类型的甲型流感病毒还会互通有无，进行武器交换（基因重组），产生致病性和传染性更强的新型病毒毒株，引发流感流行甚至全球大流行。

在流感漫长的进化史中，流感病毒各大家族也是“江山代有才人出，各领风骚数百年”，在不同时期“明争暗斗”，频刷“存在感”。1918年和2009年全球流感大流行是甲型H1N1流感在兴风作浪，1957年亚洲流感的罪魁祸首是甲型H2N2流感病毒，1968年香港流感的始作俑者是甲型H3N2流感病毒。世界范围内的大流行基本上都是甲型流感病毒家族“你方唱罢我登场”，其他流感病毒门派鲜有参与。对于甲型流感病毒，目前科学家最怕其不走寻常路，发生甲型流感病毒和禽流感病毒重组，形成新的家族或跨物种传播。需要警惕人感染的甲型流感和禽流感发生重组变异的可能。1997年H5N1禽流感和2013年H7N9禽流感虽然未引起全球范围内的广泛传播，感染者人数也不多，但感染者病情严重，病死率超过30%，同时导致中国家禽养殖行业损失严重。

乙型流感病毒明显不如甲型流感病毒聪明善变，其变异速度明显低于甲型流感病毒，多样性相对较低，家族显得不是很兴旺。目前，在人类世界中，乙型流感病毒“存在感”比较强的是Victoria系和Yamagata系两大家族。乙型流感病毒的两大亚型虽然很少引起世界范围内的大流行，但也经常在一些区域内兴风作浪。近些年来，乙型流感上升反扑势头比较猛。在中国的季节性流感监测中，乙型流感病毒也经常在区域中占据优势或独占鳌头。最近的2017年流感就是乙型流感病毒Yamagata系家族捣的鬼。

从近几年来全球监测数据来看，当前在全球范围内，引起流感季节性流行的病毒是甲型流感病毒中的H1N1、H3N2亚型及乙型流感病毒中的Victoria和Yamagata系家族。近年来科学家研制的四价流感疫苗，正是针对这四种亚型量身定制的流感疫苗。

流感疫苗——冀以控制流感流行的终极武器

流感是典型的经呼吸道传播的疾病，通常由咳嗽、打喷嚏和说话产生的飞沫传播，特别近距离接触时尤其容易发生。因此，采取日常防护措施可以在很大程度上降低感染概率，有效防止流感病毒传播。这些措施包括：保持良好的呼吸道卫生习惯，咳嗽或打喷嚏时用纸巾、毛巾等遮住口鼻，戴口罩；勤洗手，尽量避免触摸眼睛、鼻或口；均衡饮食，适量运动，充足休息；避免近距离接触流感样症状病人；流感流行季节，尽量减少去人群聚集场所，保持社交距离等。一旦出现流感样症状，应居家休息，进行健康观察；病情如出现进行性加重，则需要去医院就诊。

要预防流感病毒感染和控制流感的流行，接种流感疫苗才是终极武器。

流感病毒很容易发生变异，每年“登场”的流感病毒亚型均可能不同，而只有根据当年“登场”的流感亚型进行量身定制的流感疫苗，才能发挥最大功效。如果当年流感疫苗针对的流感病毒亚型与当年的流感病毒亚型不完全匹配，那么流感疫苗所起的预防效果可能会打折扣。

那么，怎样才能知道明年将要登台的流感病毒亚型是哪个呢？这就得依靠一个大家公认的流感“押题组织”——世界卫生组织全球流感监测网络。这个监测网络包括 5 个 WHO 流感参比和研究合作中心，分别位于美国、英国、澳大利亚、日本和中国。同时，全球还有 100 多个国家和地区的 100 多个流感监测实验室中心站点，对本地区的流感病毒进行全年的不间断的监测，从病人那里采集大量的流感病毒样本送到相关实验室检测。这些实验室最后将有代表性的病毒送往 WHO 的 5 个合作中心汇总分析。WHO 根据全球流感检测的汇总分析结果，历年流感的监测数据的汇总，看哪个病毒本身占优势，或者从趋势上看，近期哪种病毒流行比较多，从而分别针对南北半球下一个流感季节可能“登场”的流感亚型做出预测，并推荐制备疫苗的使用毒株。这类似考试前的押题。随后对押到的题目——流感疫苗候选株进行筛选和检验，制作流感疫苗，在每年流感流行季节前上市接种。世界卫生组织每年押的题可能有所不同，每年需要接种的流感疫苗也不同，这也是流感病毒疫苗需要每年接种的原因。由于押题时间与当年考试时间（流行时间）有很长的时间间隔，所以偶尔押偏题的可能性也是存在的。比如，2017 年，三价流感疫苗押的是乙型流感 Victoria 系亚型，但当年“登场”的却是 Yamagata 系亚型。

我国目前上市销售使用的流感疫苗有三价灭活流感疫苗（裂解疫苗）、四价灭活流感疫苗（裂解疫苗和亚单位疫苗）和三价减毒活疫苗。目前，三价疫苗包括了甲型流感病毒中的 H1N1、H3N2 亚型及乙型流感病毒中的 Victoria 系亚型，而四价疫苗则增加了乙型流感病毒中的 Yamagata 系亚型。

接种流感疫苗，可以为全人群提供保护作用，从而降低人群的感染率，控制传播规模，减少重症和并发症的发生。儿童、青少年和健康成年人接种流感疫苗后，因确认流感而住院的风险能够降低一半以上。老年人接种流感疫苗，可减少 60% 的严重疾病和并发症，以及减少 80% 的死亡。孕妇接种流感疫苗，不仅保护孕妇自身降低孕期患流感、孕期发热、先兆子痫、胎膜早破的风险，也可通过胎传抗体保护 6 月龄内无法接种流感疫苗的婴儿免于罹患流感。接种流感疫苗是预防感染流感病毒和控制流感流行的终极武器。

疫苗接种——道阻且长

虽然有了流感疫苗，但面对流感疫情，目前却无法从容地做到有恃无恐，其原因是我国流感疫苗的接种率过低。一种武器再厉害，若是锁在仓库里，不是运用在战场上，是无法实现武器的价值的。同样，流感疫苗不在人群中广泛接种，也无法发挥其最大的威力。流感疫苗在我国上市多年，但接种率一直处于一个非常低的水平。据统计，中国大陆2020—2021年、2021—2022年的全人群流感疫苗接种率仅仅为3.16%和2.47%；中国台湾32%、中国香港20%。而同期美国流感疫苗接种率50%以上，日本、韩国接种率接近40%，我国的流感疫苗接种率仅相当于发达国家的1/30～1/20。极低的接种率意味着一旦流感来袭，个体感染往往不可避免；对群体来说，没有建立起全人群的有效免疫屏障，面对流感流行的滔滔洪流，无疑是螳臂当车、蚍蜉撼树，流感病毒很可能会在全社会广泛传播，造成流行甚至大流行。

很多人对流感认知不足，习惯性把流感与感冒混为一谈，没有意识到流感的严重性，更无法意识到接种流感疫苗的重要性。在国内，儿童疫苗接种已得到重视，但成人，尤其是老年人的流感疫苗接种，重视程度仍远远不够，这也制约了流感疫苗的普及。只有认识到接种流感疫苗对个人、对家庭和对社会的重要性，积极参与流感疫苗的接种，提高流感疫苗的人群接种率，特别是儿童、老年人、患有慢性基础疾病等高危人群的流感疫苗接种率，建立强大、可靠的群体免疫屏障，在流感汹涌来犯时，我们才能从容面对。

流感病毒，从未远去；流感疫苗，冀以希望。在流感疫苗接种上，我国需要走的路还很漫长。

05 肺炎疫苗：疫苗之王，名不虚传

肺炎球菌：因肺炎而得名

肺炎就是肺组织中实质的炎症，导致原本柔软且有弹性的肺变得坚硬。肺炎是一种古老的疾病，始终伴随着人类文明的发展。

能引起肺炎的病原体有很多种，肺炎球菌是其中非常重要的一种。肺炎球菌的历史可不短，早在 19 世纪末，人类就开始了对肺炎球菌感染的研究。1881 年，巴斯德及斯坦伯格分别在法国及美国从感染者痰液中分离出肺炎球菌，肺炎球菌的发现比大家耳熟能详的大肠杆菌的发现还早 4 年。

肺炎球菌的发现过程

1880 年 12 月，法国微生物学家巴斯德从一位狂犬病病人的唾液里发现了一种呈短链状排列的细菌。他用牛肉汁培养这种细菌，将菌液再次注射到兔子和狗体内，毒力再度表现出来。检查发现这些动物的血液中有与培养物相同的细菌。巴斯德猜想可能有一种微生物与狂犬病病毒同时存在于唾液中，他于 1881 年 1 月公布了这一发现。但此时他还不清楚这种病菌会导致哪种疾病。

无独有偶，美国军医乔治·米勒·斯坦伯格（George Miller Sternberg，1838—1915 年）在一次体检中，发现自己患了大叶性肺炎，他取了自己的唾液样本进行观察，发现了巴斯德所见的同样的细菌。由于他还没有弄清这种细菌的致病机制，所以迟迟没有公布。一直到巴斯德的论文发表后，乔治意识到两人发现了同一种病菌。于是，在 1881 年 4 月，乔治也公布了自己的发现，并在文章中指出就是这种病菌导致了大叶性肺炎。

1884 年 4 月，德国医生艾伯特·法兰克尔（Albert Fraenkel）从一名大叶性肺炎病人的口腔和喉咙里再一次发现了这种短链状细菌。1886 年，艾伯特发表论文将这种细菌正式命名为肺炎球菌（*Streptococcus Pneumoniae*）。

肺炎球菌直径约1μm，经过革兰氏染色后呈现阳性，在显微镜下菌体的形状如同矛头状，成双或成短链状排列。正是因为这个形态特征，肺炎球菌的名字也是历经反复。有研究人员证明了这种细菌会在肺部快速繁殖并导致肺炎，1886年Fraenkel将其命名为肺炎球菌。然而1920年它又被命名为肺炎双球菌，到了1974年它正式命名为肺炎链球菌，简称肺炎球菌。所以我们说的肺炎链球菌、肺炎双球菌、肺炎球菌，其实都是肺炎球菌，它的正式的拉丁学名叫*Streptococcus pneumoniae*简称*Spn*。

在高倍显微镜下，大多数型别的肺炎球菌周围呈现一层厚实而闪亮"光环"，就像糖果的糖心外的一层硬硬的外壳。所以肺炎球菌是天生"光环护体"的微生物，这层"光环"就是肺炎球菌包被的结构：荚膜。这是肺炎球菌的主要致病物质。

荚膜的主要成分是多糖，它对于肺炎球菌的生物学意义非常重要。它既是毒力因子，是致病的主要物质，又是肺炎球菌的保护性抗原。

毒力因子的致病力首先体现在侵袭人体的能力上，导致组织器官（尤其是肺部）结构的受损，在临床上则表现为各种炎症；其次，它是细菌的一层厚厚的护甲，具有抗吞噬作用，有荚膜的菌株可抵抗吞噬细胞的吞噬，有效地避开了人体各个角落的"健康巡警"，有利于细菌在宿主体内定居并繁殖。没有荚膜的肺炎球菌能否生存都是个问题，就更别提给人带来各种疾病的困扰了。荚膜的抗原性是疫苗免疫原性的来源，将荚膜多糖注入小鼠体内可以保护它们免受感染，可以用来制作疫苗。

肺炎球菌荚膜是肺炎球菌分型的依据，除了作为一种重要的危害人体的成分外，它还是一种能被人类利用的重要抗原物质。

肺炎球菌是一个大家族，含有很多的种类，每种类型的荚膜多糖均不一样，不同的荚膜多糖引起免疫应答也千差万别，根据荚膜多糖在人体血清中引起免疫应答的差异，可将肺炎球菌分成不同的血清型。血清型是什么意思呢？可以把它想象成不同肺炎球菌菌株的标签。打个比方，张三感染了肺炎球菌，李四也感染了肺炎球菌，两个人血液中就会分别产生针对肺炎球菌的抗体，对抗各自的菌株。如果张三血液里的抗体能够对抗感染李四的菌株，李四的血液里的抗体能够对抗感染张三的菌株，那么这两人感染的肺炎球菌标签相通，是同一个血清型的菌株；而假设张三的抗体不能抵抗感染李四的菌株，反之亦然，那么这两人感染的就不是同一个血清型的菌株。

目前肺炎球菌已经有了多达 90 多种血清型。但不是所有的血清型都能引起感染，全球各年龄组 80% 以上的侵袭性肺炎球菌性疾病与 20～30 个血清型有关。血清型不同，致病力也不同。换句话说，同样是肺炎球菌，有些毒力强且致命，有些则不然。

肺炎球菌还有一个致病物质，叫溶血素，它是肺炎球菌产生的一种不向细胞外分泌的蛋白质类溶血素。溶血素是一种细胞毒素，可以与宿主细胞膜上胆固醇结合，使其形成空洞，进而杀伤细胞。

肺炎球菌是如何感染人体引起疾病的

肺炎球菌广泛分布于自然界，人类是唯一宿主，只在人群中传播。肺炎球菌在正常人的鼻咽、咽喉和口腔均可存在，而且可以长期携带。儿童的鼻咽部携带率高于成年人。婴幼儿被认为是该菌的主要储存宿主。

我国的一项研究表明，我国 5 岁以下健康或下呼吸道感染儿童中 20% ~ 40% 会携带肺炎球菌。所以，它是机会致病菌，平时比较安生，在人的呼吸道里与人和平相处，只有在一定条件下才可能导致疾病。这里的一定条件指的是营养不良、抵抗力下降、感冒、其他原因引起的呼吸道感染等。当机体处在这种条件时，肺炎球菌一看机会来了，就会兴风作浪。

肺炎球菌肺炎起病隐匿，初期症状类似感冒，症状不典型，往往被忽视。

肺炎球菌主要通过在咳嗽、打喷嚏、说话时的呼吸道飞沫传播。虽然它的名字是肺炎球菌，但它能够引起的疾病可不只有肺炎这一种，它甚至可导致非侵袭性肺炎球菌性疾病和侵袭性肺炎球菌性疾病。

什么是非侵袭性肺炎球菌性疾病呢?

非侵袭性肺炎球菌性疾病就是只在身体局部造成感染的

疾病。当机体抵抗力下降时，或麻疹、流感等呼吸道病毒感染以后，或营养不良等情况下，肺炎球菌在感染部位直接蔓延，所导致的局部炎症。如扁桃体咽炎、中耳炎、鼻窦炎和非菌血症性肺炎等。临床症状包括发热、畏寒、胸痛、咳嗽、呼吸急促甚至呼吸困难等症状。它能从鼻咽部直接溜达进鼻窦，引起鼻窦炎，它也能通过咽鼓管进入中耳，引起中耳炎。

什么是侵袭性肺炎球菌性疾病呢？是指肺炎球菌引起的多器官全身系统性的疾病。

细菌进入血液循环后，侵入与外环境无直接相通的、原本无菌的部位和组织引致感染。它能穿过肺泡上皮细胞进入血液，引起菌血症；它还能穿过血脑屏障，引起脑膜炎，这也是血液播散的最严重后果，会有一定的概率导致严重后遗症甚至死亡；它顺着血液循环感染心脏，导致心包炎、心内膜炎等。

病人常见的临床症状，以肺炎、菌血症、败血症及脑膜炎最常见。脑膜炎的临床症状包括头痛、发热、恶心、颈项强直、抽搐、昏迷等，儿童得病后可能出现痉挛、癫痫、智力障碍、听力障碍等后遗症。

侵袭性肺炎球菌性疾病攻击的往往都是大脑、心脏等人体的重要部位的脏器。侵袭性肺炎球菌性疾病并不频发，但一旦发生了侵袭性感染，那么后果就是非常严重的。尤其是机体免疫力比较弱的儿童和老年人，一旦发生严重的侵袭性肺炎球菌感染，那么可能会经历病情急剧的进展，产生危重的病情。

侵袭性肺炎球菌性疾病好发于 5 岁以下婴幼儿及 65 岁以上老年人，6 月龄到 2 岁的儿童是侵袭性肺炎球菌性疾病发病率最高的时期。对于老年人，尤其是有慢性基础疾病的老年人来说，肺炎往往是让许多人倒下的“第一块骨牌”。此外，HIV 感染、糖尿病、肝硬化、慢性肾病或者肾衰竭、器官移植手术后，以及使用类固醇或免疫抑制剂者等，都为侵袭性肺炎球菌性疾病的高危人群。肺炎球菌还可导致老年人原有基础疾病症状的加重。比如会导致血糖波动、心绞痛发作、心衰加重、呼吸衰竭、肾功能恶化等，严重时可能造成多脏器功能衰竭。

肺炎球菌的合并感染

当遇上流感病毒或新型冠状病毒流行期时，更可能召唤出肺炎球菌的大招——合并感染。

科学家们通过研究发现，一个人感染了流感病毒后再继发肺炎球菌感染，会使得感染者的生存率骤降。机体感染了流感病毒后再感染肺炎球菌，病情会加重。人们发现，在单独感染的情况下，机体在肺炎球菌侵入量足够大时，才会导致严重后果；然而在人体感染流感病毒后 4 ~ 6 天，机体对肺炎球菌的易感性大大增强。

究其原因，是流感病毒会损伤人体下呼吸道的上表层，使肺炎球菌更容易在呼吸道定植；除此之外，流感病毒导致的其他病理变化，如表面活性物质的破坏、黏液分泌增多、炎症细胞浸润等，也有利于肺炎球菌致病，同时增强流感病毒的致病力，而流感病毒又进一步促进肺炎球菌的继发感染。

“狼狈为奸”可以形象地形容流感病毒和肺炎球菌之间的关系。在分工上，流感病毒负责“撬门开路”，肺炎球菌负责“登堂入室”进入人体深处，进行破坏性的扫荡。

而肺炎球菌和新型冠状病毒也同样沆瀣一气，新型冠状病毒感染会增加肺炎球菌定植及致病性，加重病人的病情。我国江苏的一项研究发现，257 例新冠病人中，153 例合并感染了肺炎球菌，占比高达 59.5%。

肺炎球菌性疾病一直是全球重要的公共卫生问题之一，是导致婴幼儿肺炎、菌血症、脑膜炎等严重疾病的主要因素，也是引起儿童鼻窦炎和急性中耳炎最常见的病因。2017 年，肺炎球菌被 WHO 列为 12 种造成严重疾病负担的重点致病菌之一。流行病学调查显示，美国社区获得性肺炎住院病人中 10% ~ 15% 由肺炎球菌感染所致。据 WHO 估算：2008 年全球约有 880 万 5 岁以下的儿童死亡，其中约 47.6 万名死于肺炎球菌感染，大约占 5.4%。2018 年公布的最新研究显示，全球 5 岁以下的死于肺炎球菌感染儿童约为 29.4 万名，且发展中国家和地区的发病率和死亡率高于发达国家和地区。说明肺炎球菌已成为当前严重威胁儿童健康的严重的公共卫生问题。在中国，肺炎球菌也是引起婴幼儿和老年人发病和死亡的重要病因。

那么，肺炎球菌病好治吗?

肺炎球菌是细菌，在临床治疗中，主要采用抗生素治疗，多数情况下可以有效地控制住病情。但是近年来，肺炎球菌对常用的一些抗生素（如青霉素、头孢菌素类、大环内酯类和氯霉素）、抗菌药（如甲氧苄啶、磺胺甲噁唑）产生了耐药性，这已成为一个日益严重的问题。研究发现，肺炎球菌对常用的几种抗生素均可产生耐药性，且部分地区肺炎球菌耐药性呈逐年上升趋势我国肺炎球菌多重耐药比例达83.3%，也就是说，有多种常用抗生素在对付肺炎球菌时并不能发挥作用，从而使肺炎球菌疾病的治疗受到了很大的限制。

因此，在当前治疗药物受到限制的情况下，最好的方式还是预防为主。而预防肺炎球菌感染最有效的方法就是按时接种肺炎疫苗。在WHO的可用疫苗预防的疾病分级中，肺炎球菌性疾病和疟疾排在同一等级，均为极高度优先。

除此之外，保持良好的卫生和生活习惯，提高机体免疫力，也是十分重要的。比如要做到均衡饮食，适度运动，让身体处在良好的状态；不要超重或者营养不良；要保证充足的睡眠，不要熬夜；要保持良好的环境卫生。当然，保持室内空气流通也非常重要，一定不要长时间地处在一个密闭空间里。出门时不要到过于拥挤通风不良的场所。要勤洗手，保持双手清洁，用正确的方法去洗手，平时避免经常碰触眼、口、鼻等。

相信通过肺炎疫苗接种和健康的行为方式，我们有信心保护好自己的身体健康，抵御这种古老病原的侵袭。

肺炎疫苗：儿童和老年健康的守护者

肺炎疫苗是有史以来最不同寻常的疫苗之一，它是针对细菌的疫苗，能预防多种不同类型肺炎球菌导致的感染。预防肺炎球菌肺炎的一个重要方法是接种肺炎疫苗。

坎坷的研发之路

人类研发肺炎疫苗的历史已经有上百年之久，但研发之路并非一帆风顺。从 1881 年发现肺炎球菌开始，1882 年就有人提出接种疫苗具有抵抗肺炎球菌感染的可能性。由于肺炎球菌有多种血清型，必须找到一种方法，预防由同一个细菌的多种不同免疫学类型引起的疾病。而能同时针对多种血清型的疫苗，就是常说的多价疫苗。

1911 年 Wright 首次研发出全菌体肺炎疫苗，开始用于预防南非矿工中的大叶性肺炎。这种肺炎疫苗仅覆盖 4 种血清型的肺炎球菌，而且接种后不良反应大，免疫持久性较为短暂，因此很快就不再使用了。

随后，用纯化的荚膜多糖制备的肺炎球菌多糖疫苗（pneumococcal polysaccharide vaccine，PPV）登上了历史舞台。荚膜是肺炎球菌表面的抗原物质，人类接种从不同的肺炎球菌菌株中剥离出来的不同类型的荚膜多糖，体内会相应产生不同类型的抗体，而各类抗体的有效性不受影响。20 世纪 30 年代，研究人员已经确定了 30 种不同类型的肺炎球菌；到第二次世界大战结束时，数量已经增至 40 种。1945 年，四价 PPV 的有效性已经得到了证实。

理论上说，随着多价疫苗的不断开发，就能消灭大部分致病的肺炎球菌感染。但是自 1940 年发现青霉素，以及随后磺胺类药物的出现，许多当时常见的细菌性疾病问题，都能迎刃而解。鉴于抗生素太过于有效，导致大部分人开始觉得肺炎球菌感染已经不再是一种常见或严重的疾病，甚至连肺炎球菌的分型也不太重要，医生们认为细菌性的疾病将要被攻克，于是人们逐渐放弃了对多价肺炎疫苗的研发。

随着抗生素的滥用和细菌耐药性的不断增高，人们发现对抗生素耐药的肺炎球菌菌株逐渐增多。1967 年首次发现青霉素耐药肺炎球菌，同年也发现了耐红霉素肺炎球菌。随后耐药肺炎球菌在全球范围内迅速流行和传播，成为全球性问题。研究人员发现，即使抗生素能挽救生命，但是肺炎的感染率并没有下降。一时的“神药”也逐渐走下神坛，科学家重新把目光转向疾病的预防，肺炎疫苗重回历史舞台。

肺炎球菌多糖疫苗：老年人的福音

20世纪70年代初，宾夕法尼亚大学教授奥斯特里恩决定让肺炎疫苗重出江湖。在美国国立卫生研究院的支持下，奥斯特里恩用常见能致病的13种类型的肺炎球菌荚膜多糖制作了一种疫苗。1977年，美国微生物学家莫里斯·希勒曼联合默沙东开发出了第一个十四价PPV，预防由14种不同血清型的肺炎球菌引起的感染；1983年，他们造出了二十三价PPV并广泛使用，覆盖23种不同类型的肺炎球菌（1、2、3、4、5、6B、7F、8、9N、9Ⅴ、10A、11A、12F、14、15B、17F、18C、19A、19F、20、22F、23F和33F）。

在我国上市的肺炎球菌多糖疫苗（PPV）通用名为二十三价肺炎球菌多糖疫苗（PPV23），它的疫苗成分是上述23个血清型的纯化的肺炎球菌的荚膜多糖。它主要用于成年人和2岁以上高危人群的肺炎球菌性疾病的预防。

针对PPV的免疫反应水平与年龄和血清型有关。总体上老年人针对PPV23的功能性抗体水平低于年轻人，不同血清型免疫反应水平不同。80%以上的健康年轻人免疫后2～3周血清特异性抗体呈2倍以上升高。

对PPV23的效力和效果进行综合分析发现，随机对照试验结果大体一致，在健康年轻人中PPV23对侵袭性肺炎球菌病和全因肺炎具有保护作用，在老年人中对侵袭性肺炎链球菌病（invasive pneumococcal disease, IPD）也有一定程度的保护。总体而言，在免疫力正常的成人和患有基础疾病但免疫缺陷不严重的人群，PPV23 预防侵袭性肺炎球菌病的效果为 50% ~ 80%。

就 PPV 保护效果的持续时间而言，接种 PPV23 后人体抗体水平升高，并随着时间延长而降低，健康成人一般 5 年内能维持较高水平，曾有报道老年人免疫后 4 ~ 7 年抗体降至基线水平；脾切除或镰状细胞病、肾病综合征患儿抗体水平下降较快，3 ~ 5 年降至基线。

PPV 总体上是安全的。30% ~ 50% 的 PPV 接种者有轻度局部反应（如注射部位疼痛、红斑、肿胀），通常持续时间不超过 48 小时；皮下注射的局部反应比肌内注射更常见，第二次接种时局部反应也更为常见；很少见中度全身反应（发热、肌痛）和加重的局部反应（局部硬结）；很少发生严重全身不良反应（如过敏反应）。

但 PPV 也有自己的弱点。

PPV 的主要起作用的成分是肺炎球菌的荚膜多糖，属于 T 细胞非依赖性抗原。顾名思义，它进入人体后，不需要依赖 T 细胞就能刺激机体产生抗体。而 T 细胞是人体重要的淋巴细胞，属于免疫细胞，它可以辅助另一种淋巴细胞——B 细胞激活产生抗体，大部分的蛋白质都属于 T 细胞依赖性抗原，这类抗原进入人体，经 T 细胞辅助后，B 细胞能产生记忆B细胞，以便在下一次病原体侵入时立即识别入侵者，产生高亲和力抗体。

PPV不需要T细胞帮忙，直接和B细胞结合并激活B细胞产生抗体，达到免疫效果。这一看似便捷的操作，弱点在于由于缺少了T细胞的辅助，产生的抗体水平没有T细胞依赖型抗原高，不会产生长久保护，而且因为没有产生记忆性B细胞，所以不会有免疫记忆，在第二次接种时不会产生高亲和力抗体。

这就导致了这种疫苗独特的免疫原性特征。患有酒精肝、慢性阻塞性肺疾病和胰岛素抵抗型糖尿病的老年人，抗体反应水平较低；免疫力受损者对PPV23的免疫反应降低，甚至无反应。且由于2岁以下婴幼儿免疫系统发育不成熟，PPV23也不能在2岁以下婴幼儿中诱导足够的免疫反应，在2岁以下婴幼儿中难以产生有效的保护性抗体。

尽管在免疫机制上存在以上的先天不足，但PPV对大多数人来说是安全有效的。

肺炎球菌结合疫苗：2 岁以下婴幼儿的福音

我国 5 岁以下儿童感染肺炎球菌风险最高，75% 的侵袭性肺炎球菌病例和 83% 的肺炎球菌脑膜炎病例发生在小于 2 岁的婴幼儿。由于 PPV 对 2 岁以下婴幼儿不能形成很好的保护，科学家把目光投向载体蛋白，将荚膜多糖抗原由非 T 细胞依赖性抗原转变为 T 细胞依赖抗原，研制出了肺炎球菌结合疫苗（pneumococcal conjugate vaccine，PCV）。

PCV 因为其独特的制造工艺，可用于 2 岁以下婴幼儿的免疫预防，能很好地保护到婴幼儿。它通过将肺炎球菌荚膜多糖抗原与载体蛋白结合构成，是 T 细胞依赖性抗原，属于 T 细胞依赖性抗原，通过 T 细胞的辅助，达到更好的免疫效果。解决了婴幼儿免疫功能不成熟、无法对单纯多糖抗原产生免疫应答的问题，能够有效刺激婴幼儿免疫系统，产生足够的保护性抗体并诱导免疫记忆，对 2 岁以下婴幼儿也可以产生良好的免疫效果。已批准上市的 PCV 有 PCV7、PCV10 和 PCV13。

同样的，PCV 也有多价疫苗。第一款 PCV7 于 2000 年由惠氏（Wyeth）公司研发成功并经美国批准上市，含 4、6B、9 V、14、18C、19F 和 23F 血清型。随后出现了十价、十三价疫苗，覆盖的血清型也越来越多。

目前包括我们国家在内，全球使用的肺炎疫苗主要就是这两大类——PPV 和 PCV。现有各种疫苗所包含的血清型覆盖了包括中国在内各地大多数致病的血清型，其中 PCV7 覆盖约 60%，PCV13 覆盖约 80%，PPV23 覆盖 > 85%。

它们所覆盖的血清型如下。

PCV7：1、5、6A、6B、14、19F、23F。

PCV13：1、3、4、5、6A、6B、7F、9V、14、18C、19A、19F、23F。

PPV23：1、2、3、4、5、6B、7F、8、9N、9V、10A、11A、12F、14、15B、17F、18C、19A、19F、20、22F、23F、33F。

可以看出，PCV13 完全包括了 PCV7 的血清型；PCV13 和 PPV23 相比，PCV13 的 6A 是自己独有的，其他的 PCV13 的血清型都能在 PPV23 中找到。

如今肺炎疫苗已经成为全球最畅销的疫苗品种，2018 年全球销售额高达 58 亿美元。全球证据证实了肺炎疫苗对于降低疾病负担的效果。有研究显示，如果在全球范围内接种十三价 PCV，每年可避免 40 万儿童死亡和 5 460 万肺炎球菌相关疾病的发生。

全球多个国家已将 PCV 纳入免疫规划，接种水平不断提高。截至 2022 年底，全球已有 165 个国家将 PCV 纳入国家免疫规划，未纳入的国家大部分位于亚洲和非洲。除了欧美等中高收入国家外，我国周边的中低收入国家及地区也在不断地推进 PCV 纳入国家免疫规划，例如印度尼西亚政府自 2017 年开始逐步在适龄儿童中推广 PCV，2021 年 6 月，其政府宣布在全球疫苗免疫联盟（GAVI）的帮助下将 PCV 纳入国家免疫规划。印度免疫规划咨询委员会于 2015 年就开始推荐 PCV 并首先部署在疾病负担最重的邦，其血清所（SIIPL）与非营利组织帕斯（PATH）合作进行 PCV10 的研发；2021 年印度全国 36 个邦均已将自主生产的 PCV10 纳入免疫规划。

从此，肺炎疫苗有了“疫苗之王”的称号。

我国肺炎疫苗的使用现状

肺炎疫苗在国内属于非免疫规划苗，需要儿童家长自愿自费接种。除了进口疫苗之外，我们也有国产 PCV13 上市。目前我国一共上市了五款 PPV23 和三款 PCV13。

PPV23 品牌：默沙东、成都生物、沃森生物、北京民海生物科技有限公司、北京科兴生物制品有限公司。

PCV13 品牌：辉瑞、沃森生物、北京民海生物科技有限公司。

PCV 和 PPV 的差异可以总结为以下几点（表 6）。

表 6　PCV13 和 PPV23 对比

疫苗类型	PCV13	PPV23
适用年龄	6 周 ~ 5 岁	2 岁以上
型别数量	13	23
免疫记忆	有	无
接种程序	四剂次	一剂次

国产 PCV13 和进口 PCV13 所覆盖血清型完全一致，有效性和安全性均得到国家认可。在婴幼儿中开展的 PCV13 多中心临床试验也产生了良好的结果，试验共纳入 2 760 名婴

儿，试验人群来自河北、河南、山西三省一市共 6 个地区，随机分为 PCV7 组（对照组）和中国 PCV13 组（实验组），考察两种疫苗的保护效力和安全性等数据，主要指标为 IgG ≥ 0.35μg/mL 受试者百分比。结果显示，国产 PCV13 各年龄组全程免疫后 IgG ≤ 0.35μg/mL 受试者百分比接近 100%。6 月龄以下、7 ~ 11 月龄、12 ~ 23 月龄、24 ~ 71 月龄婴幼儿接种后免疫应答率均达到评价标准，其中 6 周龄婴儿全程免疫后应答率接近 100%。

2021 年上市的国产双载体十三价肺炎疫苗，成功使 13 种不同血清型的肺炎球菌荚膜多糖分别与破伤风类毒素载体（TT）和白喉类毒素载体（DT）两种载体相结合，充分发挥不同载体的优势，调动免疫细胞的活性，有效避免了肺炎疫苗中存在的因单一载体过量而可能导致的免疫抑制问题。

但我国 PCV 接种率远低于国际平均水平，且存在较大的地区差异。根据 2018 年全国 PCV13 配送量粗略估计，全国 PCV13 平均单剂次覆盖率仅为 7%。另据全球疾病负担工作组对 5 岁以下儿童疫苗覆盖率的研究估计，2019 年中国 PCV 三剂次接种率约为 7.3%，远低于全球 47.9% 的水平。根据 2018 年各省（自治区、直辖市）份 PCV13 配送量粗略估计，各省（自治区、直辖市）覆盖率从 0 ~ 19% 不等，覆盖率最高的为上海市；而西部地区如宁夏、新疆及西藏无 PCV 供应。

中国 PCV 疫苗免疫规划的未来在哪里

借鉴印度和印度尼西亚的成功经验，编者认为中国可以尝试先从疾病负担高的部分地区开始免费接种试点，再逐步推广至全国；也可考虑优化疫苗接种免疫程序，降低政府财政压力。另外，还可以选择采以量换价、医保报销等多元化支付方式，逐步推动各个地区先后将 PCV 纳入当地的免疫规划中，最终实现纳入全国免疫规划的目标。

愿每一个孩子都能得到“疫苗之王”的守护。

06 新冠疫苗：人类的新挑战

2019 年 12 月，一种全新的病毒在世界范围首次出现，引起人群中大范围的呼吸道疾病，表明其具有强大的人传人能力，这就是新型冠状病毒。新型冠状病毒基因组序列于 2020 年 1 月 11 日被首次公布，传播方式主要为飞沫传播和密切接触传播，在封闭的环境中经气溶胶传播。最新的研究表明，病毒潜伏期多为 2 ~ 4 天。发病后出现的症状包括发热、干咳、乏力、咽痛、嗅（味）觉减退、腹泻等。

疾病命名及病毒命名

2020 年 2 月 11 日，为期两天的“科研路线图：新型冠状病毒全球研究与创新论坛”在瑞士日内瓦开幕，该论坛由世界卫生组织和全球传染病防控研究合作组织共同举办。世界卫生组织总干事谭德塞博士在记者会上宣布，将新型冠状病毒引发的疾病命名为 COVID-19，CO 代表冠状（corona），VI 代表病毒（virus），D 代表疾病（disease）。

随后，国际病毒分类委员会（International Committee on Taxonomy of Virus，ICTV）冠状病毒研究小组（CSG）在预印本网站 medRxiv 上发表了关于新型冠状病毒命名的论文，将新型冠状病毒正式命名为 SARS-CoV-2，英文全称为 severe acute respiratory syndrome coronavirus 2。

这一新名称反映了 2020 年新型冠状病毒与导致严重急性呼吸综合征（SARS）疫情暴发的冠状病毒 SARS-CoV 之间的基因相似性。国际病毒分类委员会冠状病毒研究小组在其论文中详细介绍了新型冠状病毒的命名规则，通过评估认为：新型冠状病毒与 SARS 病毒并非同一种病毒，二者存在明显区别，该病毒有其新颖性。但同时，二者具有亲缘性。根据官方分类和冠状病毒科的分类命名方法，该病毒为严重急性呼吸综合征相关的冠状病毒（SARS-CoV）的姊妹病毒，故将其命名为严重急性呼吸综合征冠状病毒 2 型（SARS-CoV-2）。*

世界卫生组织总干事谭德塞表示：选择这一名称，是为了避免将此疾病与地域等信息相关联，消除歧视。不过，此前以地名命名的疾病不在少数：埃博拉病毒疫情首次发生在非洲的埃博拉河流域，因而得名；由蜱虫传染的莱姆病因在美国的莱姆镇暴发流行而得名；中东呼吸综合征得名是由于病例集中在中东地区。可见，疾病除了其本身的伤害外，更可怕的往往是随之而来的偏见。

---

* 疾病的命名与病毒的命名可能一致，也可能不一致，例如人类免疫缺陷病毒为 HIV，而艾滋病则为 AIDS。疾病的命名由世界卫生组织进行，而国际范围内病毒的命名由国际病毒分类委员会负责。

新型冠状病毒的结构

新型冠状病毒是 RNA 病毒，整个病毒颗粒在电子显微镜下像皇冠或日冕，由此得名。其病毒颗粒近似于球形，具有多形性，直径 60～220nm。病毒最外层是包膜，包膜就像是病毒的外套，包含一些辅助性蛋白和 3 种主要结构蛋白——表面的刺突蛋白（S 蛋白）、小包膜蛋白（E 蛋白）、膜蛋白（M 蛋白）。这几种蛋白不仅保护病毒的内核，还像病毒的武装部队一样，在进入人体的过程中吸附到细胞上，发起进攻。病毒的内核是由核衣壳蛋白（N 蛋白）和病毒基因组核酸缠绕而成的核衣壳，是工兵生产部和作战指挥部，它负责发出指令，并按照核酸“图纸”不断复制新的子代，输送这些新生病毒进入战斗，突破人体的免疫力防线。

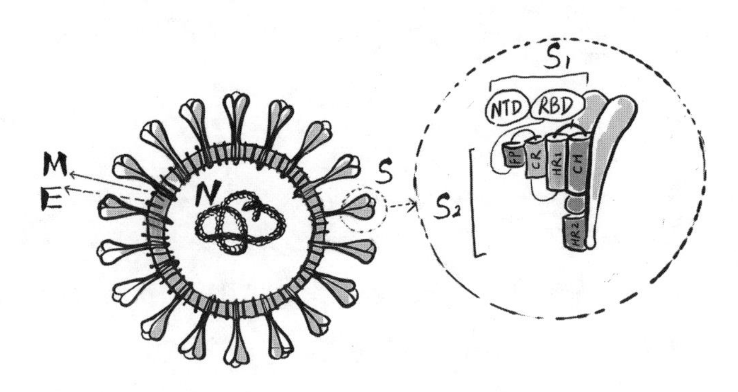

▲ 新冠病毒剖面图及 S 蛋白结构

我们先来看病毒的包膜。包膜是由 S、E、M 三种结构蛋白及一些辅助性蛋白构成的一个球形结构。在这三种蛋白中，最重要的就是刺突蛋白（S 蛋白）。通过拼插积木的原理来了解新型冠状病毒的包膜结构，S、E、M 等是构成整个积木的大块零件，拼插后可以完成整体的构造。其中较为重要的模块则会有更细微的零件构成，比如 S 蛋白本身就是由更小的零件拼组而成的，这更小的零件就是 S_1 和 S_2，其中 S_1 这个小零件很关键，少了它病毒就不灵了。S_1 在拼插玩具里有自己的专属图纸，按照图纸我们就能顺利找到这个零件，图纸上是这么画的——S_1 有一个 N 末端域（N-terminal domain，NTD），还有一个受体结合域（receptor-binding domain，RBD）。

这些英文缩写看起来很高深莫测，其实并不难以理解，我们把某某域（NTD、RBD）看做部位就可以了。打个比方，我们把这些叫 S、E、M 的蛋白看成是古代的一个攻城部队，有负责先锋开路的，有负责埋灶做饭的，虽然分工不一样，但是作战目标都一致，就是攻城掠地。新型冠状病毒外壳的受体结合域就像攻城部队里打头阵的人，用代号 RBD 来称呼。

简单地说，S 蛋白像一把钥匙，如果要打开人体细胞的大门，必须找到它能打开的门锁，我们的细胞上就有适合它的门锁——血管紧张素转换酶 2（angiotensin-converting enzyme 2，ACE2）。

下面我们再来看病毒的内核——核酸 RNA。

核酸是病毒结构里的关键组分，携带了病毒的全部遗传信息，核酸的日常工作是下达指令，复制自己，产生无数个子代。假如核酸没有了，病毒就只剩下一个空壳，完全不能遗传自己的信息，不能产生子代。而核酸检测的目标就是检测样品中有没有新型冠状病毒的中枢指挥部——新型冠状病毒专属 RNA。

香港大学的研究人员于 2020 年 1 月 31 日公布首批新型冠状病毒在细胞内复制过程的图像。研究人员表示，每个受病毒感染的细胞会产生出逾千粒病毒体，而病毒结构里的核酸就是“罪魁祸首”。

新型冠状病毒的核酸为一条单链 RNA，包含有 29 891 个核苷酸（核苷酸数量有上下浮动），组成了 12 个具有潜在功能的片段，这些潜在功能片段有一个名字，叫开放阅读框（open reading frame，ORF）。如果把 RNA 链比喻为列车，那么 ORF 就是列车上的 12 节车厢。

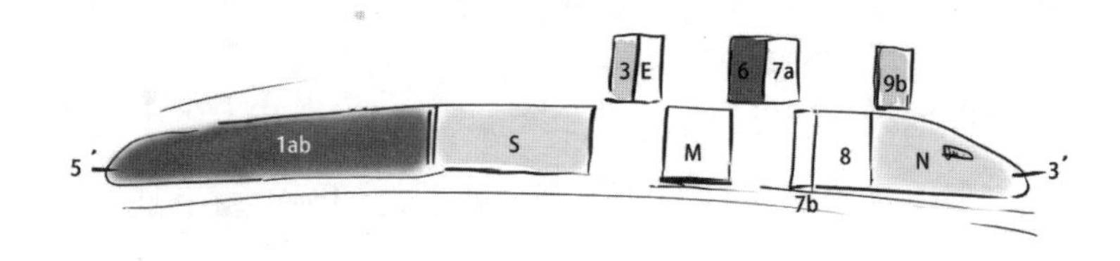

▲ “奔跑的 RNA 列车”

如果给每节车厢起个名字，图片所展示的就是这 12 节车厢的名字，这里面是不是有熟悉的名字呢？S、E、M、N 这几节车厢生产的产品恰好就是前面提到的几种病毒蛋白。

病毒的核酸 RNA 非常高效，一链多能，它复制一次，既制造了子代的 RNA 核心，还一并制造出子代的包膜外衣和衣壳蛋白。RNA 病毒结构极简，复制速度很快。这个机制一旦启动，就不容易终止。

新型冠状病毒是如何在人群中传播的

在人群中，新型冠状病毒的传播途径有 3 种，包括经呼吸道飞沫传播、密切接触传播和封闭环境中的气溶胶传播，其中前两种是主要的传播途径。

科学家发现，新型冠状病毒非常“坚强”，可以在物体表面存活较长的时间。因此纸币、触摸屏设备以及提手和扶手均存在传播病毒的风险。这项研究也发现，新型冠状病毒在较冷的天气存活时间更长，因此在冬季可能比夏季更难控制。因此必须勤洗手，养成维持表面清洁的良好习惯。如果双手从外界沾染了病毒，洗手又马马虎虎，病毒会通过口腔黏膜进入人体。

病毒还能伴随着呼出的飞沫散播到空气中，飞到附近的物体表面，飞到近距离接触的人的鼻腔和口腔里。不戴口罩，病毒可能从呼吸道而进入人体。新型冠状病毒与细胞受体强大的亲和力，加上便捷的传播途径，使得其在人类之间横冲直撞。

所以，病毒部队从外界到达人体时，那些包裹在身体内部的脏器不是最先接触到病毒的器官。同时，那些隔着衣物，有皮肤屏障保护的身体部位，病毒也不容易进入。而人体与外界相连的部位，才是最先与病毒相遇的。根据上面所列，肺部通过呼吸道与外界相通，胃部也通过消化道与外界相连，口腔等处黏膜较薄，这些都是薄弱环节。

新冠疫情不仅是一个公共卫生问题，也是一个复杂的经济、社会和政治问题，需要系统应对。我国在新冠疫情防控上取得的成功离不开政府严格的防疫措施和人民的支持。新冠疫情暴发以后，我国政府采取了前所未有的防控措施：短短十几天内建成了火神山医院、雷神山医院和16家方舱医院；开展大规模检测、追踪密切接触者也是十分奏效的。当武汉遭遇疫情时，中国各地的医务人员和大量的个人防护装备抵达了武汉。人们在疫情危机中自愿相互支持。

作为守护身体这座城池的我们，要积极主动地实践国家倡导的戴口罩、勤洗手、多通风、保持安全社交距离的卫生措施。对于预防新型冠状病毒来说，这些措施是非常重要的。这些卫生措施看起来没有高精尖的技术含量，却是人类千百年来经历瘟疫的洗礼，从传染病那里得到的宝贵经验。我国成功控制疫情的另一个重要因素是中国人民对政府有坚定的信心，愿意按照政府和专家的建议行动。我国抗击新冠疫情的战斗是一场人人参与的全民战争。

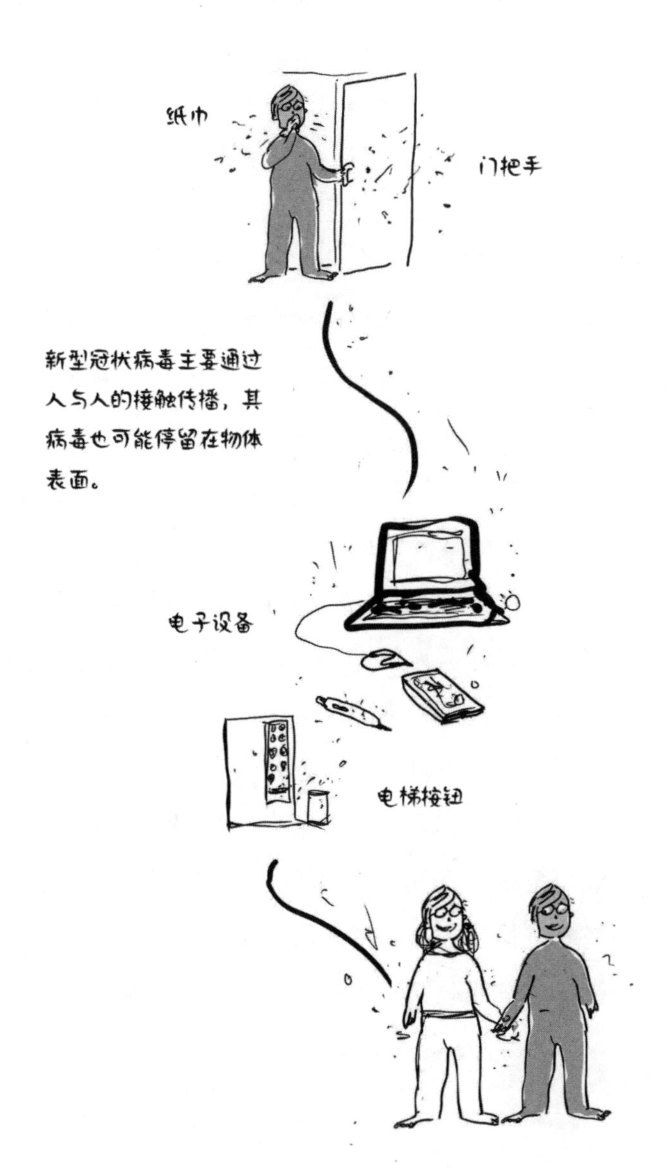

▲ 新型冠状病毒的传播

参考：世界卫生组织公众号。

新冠疫苗研发

新冠疫情暴发以来，我国率先布局多种新冠疫苗研发的技术路线。多家疫苗研发机构联合攻关，合作研发，在疫苗研发的道路上你追我赶，为我国新冠疫苗的成功问市做出了重要贡献。新冠疫苗研发技术路线几乎涵盖了现有疫苗研发的绝大多数技术类型。

总体可分为三类：第一类是经典的技术路线，包括灭活疫苗和通过不断传代而获得的减毒活疫苗；第二类是通过基因重组技术在体外表达病毒抗原蛋白的亚单位疫苗和病毒样颗粒（VLP）疫苗，通俗地说就是利用基因技术克隆病毒外壳的关键蛋白或者制造像病毒，但是只会引起免疫反应而没有毒性的颗粒；第三类是基因重组或用遗传物质直接在体内表达抗原的病毒载体（如腺病毒载体）疫苗、核酸类（如DNA 和 mRNA）疫苗，这类疫苗进入人体后利用体细胞的原材料合成抗原，引发免疫反应。

根据 WHO 公布的最新信息，截至 2023 年 1 月 13 日，全球共有 375 个在研新冠疫苗，其中 199 个正处于临床前研究阶段，176 个已进入临床研究。进入临床研究的新冠疫苗中，亚单位蛋白疫苗有 57 个，占比最多；其次分别是 mRNA 疫苗（41个）、非复制型病毒载体疫苗（23个）、灭活疫苗（22

个）、DNA 疫苗（16 个）、病毒样颗粒疫苗（7 个）、复制型病毒载体疫苗（4 个）、复制型病毒载体 + 抗原提呈细胞疫苗（2 个）、减毒活疫苗（2 个）、非复制型病毒载体 + 抗原提呈细胞疫苗（1 个）、细菌抗原孢子表达载体疫苗（1 个）。

新冠疫苗获批情况

辉瑞/BioNTech的mRNA疫苗BNT162b2，是最早获得WHO批准的新冠疫苗。2020年11月18日，辉瑞公布了BNT162b2的Ⅲ期临床试验结果，12月2日率先在英国获批紧急使用，随后12月11日、12月21日又先后获得美国食品药品管理局（FDA）与欧洲药品管理局（EMA）批准紧急使用，12月31日获得WHO批准紧急使用。随后，阿斯利康的腺病毒载体疫苗AZD1222、强生的重组蛋白疫苗Ad26.COV2.S以及Moderna的mRNA疫苗mRNA-1273也先后快速获得WHO批准。此后，多款新冠疫苗陆续获得WHO批准紧急使用，包括我国国药集团中国生物北京生物制品研究所（下文简称国药集团北京所）和北京科兴生物制品有限公司的灭活新冠疫苗，以及康希诺生物股份公司的重组新型冠状病毒疫苗（5型腺病毒载体）。

截至2022年12月22日，我国国家药品监督管理局已附条件批准新型冠状病毒疫苗5个，包括国药集团北京所、武汉所、北京科兴生物制品有限公司的灭活疫苗，康希诺生物股份公司的腺病毒载体疫苗，安徽智飞龙科马生物制药有限公司的重组蛋白疫苗（CHO细胞）。另有8个新冠疫苗纳入紧急使用，分别为深圳康泰灭活疫苗、中国医学科学院灭活疫苗、丽珠集团融合蛋白疫苗、康希诺生物股份公司的吸入用腺病毒载体疫苗、北京神州细胞的二价重组蛋白新冠疫苗、四川大学华西医院的重组蛋白新冠疫苗（Sf9 细胞）、三叶草生物制药的重组蛋白新冠疫苗、厦门大学的流感病毒载体鼻喷新冠疫苗。

下面将对国家药品监督管理局批准附条件上市或国家纳入紧急使用的部分新冠疫苗进行分类介绍。

灭活新冠疫苗

我国最早获批上市的新冠疫苗就是灭活疫苗。在我国已附条件批准和纳入紧急使用的13个新冠疫苗中，灭活疫苗占了5款。灭活疫苗也是全球比较早批准紧急使用的新冠疫苗。

新型冠状病毒灭活疫苗的研发是基于传统经典的灭活疫苗研发体系，攻关团队先后攻克了一系列关键技术瓶颈，通过各个流程串联改并联的创新模式紧急研制而成。

一支新型冠状病毒灭活疫苗从“孕育”到“出生”，要经过八大步骤——准备“种子”和生长的“土壤”（毒株和基质细胞）、培养、灭活、纯化、配比、灌装、包装。

制备新型冠状病毒灭活疫苗，首先要获得“种子”，通过科学方法筛选出免疫原性好、高产、稳定的新型冠状病毒毒株，用于生产培养。其次要寻找适合“种子”（新型冠状病毒毒株）生长的肥沃“土壤”（基质细胞）。新型冠状病毒生长的“土壤”是非洲绿猴肾细胞（vero细胞）。将细胞复苏唤醒后，经过反复的扩增培养，最终落户于生物反应器（大容量的密闭培养罐）中。将“种子”置于“土壤”中进行培养，“种子”在这里快速繁殖、大量扩增，待病毒颗粒成熟后，完成“庄稼”（病毒原液）的收割。“庄稼”收割后，被放到另一个密闭容器中。随着一种特殊的灭活剂被注入，“庄稼”完成碾米过程，去掉无用的杂质留下“精米”（去除病毒核酸成分），完全失去致病性，无法繁殖和生长，成了灭活病毒原液。

随后，经过各种各样的筛子和管道，逐一完成浓缩、纯化和除菌等步骤，灭活剂和其他杂质陆续被去除，获得疫苗原液。之后按照一定的比例将新型冠状病毒原液与佐剂进行混合，制备成疫苗的半成品，并进入冷库等待检验。根据需求不同分成两种包装，一种是预充式注射器，一种是西林瓶。每种包装都经过反复清洗和高温烘干，并在无菌灌装线上完成灌装。

为了检测每支疫苗有没有混入杂质、密封情况、玻璃包装是否完好，还要进行严格的灯检。每支疫苗都会被贴上印有品名和批号的标签，连同一张说明书被装进最小的包装盒。每个最小包装盒上还将被赋予唯一的专属追溯码，可以追溯生产时间、运输流向等。经过 10 个一组中包装和大包装后，放入 2 ~ 8℃的智能冷库进行存储。一支疫苗整个的生产过程包含了 20 余道工序，全部采用无菌注射用水，先后使用了 40 余种原辅料，完成了 55 项相关检定实验，每个环节都进行检测。只有每项指标都合格，并且经过国家药品监督管理部门检测合格后，才能最终出现在使用者面前。

疫苗生产对生产设施有较高要求，需要具备高等级生物安全生产设施，即 P3 车间。2020 年 4 月，我国仅用两个月的时间，完成了新冠灭活疫苗高等级生物安全生产设施建设，弥补了国内硬件基础设施的空白，也填补了我国人用疫苗高等级生物安全车间硬件标准和管理体系的空白。从车间的建成、确定硬件标准和管理体系，车间的投入使用，到实现疫苗大规模生产，为今后可能突发重大传染病疫情时确保疫苗研发效率和生产能力提供了安全可靠的硬件保障。

接下来，动物实验阶段要完成多种动物安全性、免疫原性和保护性评价，是后续开展人体临床试验的决定性条件。实验动物包括小鼠、大鼠、豚鼠、兔子、食蟹猴、恒河猴等。

最后进入最为重要也是耗时最长的临床试验阶段。我们以中国首个获批上市的国药集团中国生物北京生物制品研究所新型冠状病毒灭活疫苗为例来讲述。

2020 年 4 月 27 日，北京生物制品研究所新型冠状病毒灭活疫苗获得临床试验批件，4 月 29 日在河南省启动 Ⅰ 期临床受试者入组，5 月 9 日启动 Ⅱ 期临床受试者入组。

2020 年 6 月 23 日，新型冠状病毒灭活疫苗 Ⅲ 期临床试验在阿联酋正式开启，随后陆续扩大到阿根廷、秘鲁等多个国家，成为我国第一个开展海外多中心临床试验的疫苗。该试验遵照通用的随机、双盲、对照原则，入组超过 6 万人，国籍达到 125 个国家。

Ⅲ 期临床试验顺利开展，中期的数据分析显示，该疫苗接种后安全性良好；按免疫程序两针接种后，疫苗组接种者均产生高滴度抗体，中和抗体阳转率为 99.52%；该疫苗针对由新型冠状病毒感染引起的疾病（新冠）的保护效力为

79%；数据结果达到世界卫生组织相关技术标准及国家药品监督管理局印发的《新型冠状病毒预防用疫苗临床评价指导原则（试行）》中相关标准要求。截至 2022 年 1 月，国药集团中国生物新型冠状病毒灭活疫苗已在全球 122 个国家、地区和国际组织获批紧急使用或注册上市。北京科兴生物制品有限公司新型冠状病毒灭活疫苗已在全球近 50 个国家、地区和国际组织获批紧急使用或注册上市。

腺病毒载体新冠疫苗

以腺病毒为载体的进入临床试验的新型冠状病毒疫苗主要为非复制型病毒载体疫苗，还包括复制型病毒载体疫苗。其中，阿斯利康的腺病毒载体疫苗 AZD1222 和康希诺生物股份公司的重组新型冠状病毒疫苗（5 型腺病毒载体）已获得 WHO 批准紧急使用。

下面以我国的腺病毒新冠疫苗为例，介绍其研发历程。

2020 年 1 月 20 日，康希诺生物股份公司新冠项目获得立项，并于 2020 年 3 月 16 日启动 I 期临床试验，这也是全球首个进入临床试验的新冠疫苗。2020 年 4 月 12 日，全球率先启动 Ⅱ 期临床试验。Ⅰ 期和 Ⅱ 期临床试验结果显示，两个剂量组在接种 1 剂次疫苗 28 天后，血清抗体阳转率分别为 96% 和 97%。该新冠疫苗已经在 2020 年 9 月全面开展全球多中心 Ⅲ 期临床试验，结果显示疫苗接种 28 天后预防新型冠状病毒感染的保护效力为 57.5%。安全性结果表明，头痛为最常见的全身不良反应，注射部位疼痛为最常见的局部不良反应。

以上均为康希诺生物股份公司的注射型新冠疫苗的临床数据。此外，康希诺还研发了全球创新的吸入用新冠疫苗，2021 年 3 月获批临床，2021 年末已完成 Ⅰ 、Ⅱ 期临床试验。雾化吸入式与注射型新冠疫苗的制剂配方完全相同，采用不同的给药方式，只需注射型疫苗五分之一的剂量。所谓雾化吸入免疫，即采用雾化器将疫苗雾化成微小颗粒，通过呼吸吸入的方式进入呼吸道和肺部。雾化吸入式新冠疫苗的接种流程更像喝咖啡。每人一只口杯，在酷似咖啡机的雾化器前接一杯雾化的疫苗，深吸气，保持 5 秒，正常呼吸，疫苗接种就完成了。雾化吸入式疫苗可以激发体液免疫、细胞免疫及肌内注射疫苗所不具备的黏膜免疫，具有免疫性好、无痛、可及性更高的优势。这种给药方式对于民众来说，可接受程度更高；对于企业来说，只需用五分之一的肌内注射用疫苗剂量，不仅可以提高产能，而且能减少注射器、疫苗玻璃瓶等医疗垃圾的产生。

流感病毒载体新冠疫苗

由厦门大学、香港大学和北京万泰联合研制的鼻喷式流感病毒载体新冠疫苗是基于双重减毒的流感病毒载体开发出的携带新型冠状病毒 RBD 基因的可经鼻腔喷雾方式接种的疫苗，也是全球首个进入临床试验的鼻喷式新冠预防性疫苗。

鼻喷式新冠疫苗Ⅰ、Ⅱ期和拓展临床试验分别于 2020 年 9 月、2020 年 11 月以及 2021 年 7 月在江苏东台启动。安全性评价结果均显示该鼻喷式新冠疫苗具有良好安全性：试验组总体不良反应发生率为 19%，其中局部和全身不良反应发生率分别为 8% 和 15%，主要症状包括流涕、鼻瘙痒、鼻塞、发热、头痛、疲倦乏力等。绝大多数不良反应为轻度症状，且在短期内自行恢复。所有受试者研究期内均未报告与疫苗相关的严重不良事件。

鼻喷式新冠疫苗Ⅲ期临床试验是全球第一个黏膜免疫新冠疫苗的随机对照保护效力试验。临床试验数据显示，鼻喷式新冠疫苗对奥密克戎变异株感染导致的新冠病人具有良好保护效果。

2022 年 12 月 2 日，经国家卫生健康委员会提出建议，国家药品监督管理局组织论证同意，由厦门大学、香港大学、万泰生物联合研发的鼻喷流感病毒载体新冠疫苗获批紧急使用。鼻喷式新冠疫苗可在呼吸道病毒感染的第一防线构建免疫屏障的特点及其友好的接种方式使其具有极大的应用潜力。

重组蛋白新冠疫苗

在我国已附条件批准和纳入紧急使用的13个新冠疫苗中，重组蛋白新冠疫苗的数量与灭活疫苗并列第一，分别为安徽智飞龙科马生物制药有限公司的重组蛋白疫苗（CHO细胞）、丽珠集团融合蛋白疫苗、北京神州细胞的二价重组蛋白新冠疫苗、四川大学华西医院的重组蛋白新冠疫苗（Sf9细胞）和三叶草生物制药的重组蛋白新冠疫苗。

下面介绍我国首个获批的由安徽智飞龙科马生物制药有限公司研发的重组蛋白疫苗（CHO细胞）。

从研发历程看，该疫苗2020年6月获得临床批件，10月完成Ⅰ期临床试验以及Ⅱ期临床试验。自2020年11月起开展国际多中心Ⅲ期临床试验。截至2021年6月30日的Ⅲ期临床试验数据分析结果显示：预防新冠感染的保护效力为81.43%；对重症及以上病例的保护效力为92.87%。安全性数据结果显示安全性良好。

2021年3月1日，安徽智飞龙科马生物制药有限公司的重组蛋白疫苗（CHO细胞）首先在乌兹别克斯坦获得注册上市，成为国际首个注册上市的重组亚单位新冠疫苗；同年3月10日，在中国获批紧急使用；10月7日，在印度尼西亚获批紧急使用；2022年1月22日，在哥伦比亚获批紧急使用。

新冠疫苗序贯加强免疫

序贯免疫即采用不同技术路线的疫苗，按照一定的时间间隔和一定的剂次，为了提高预防效果或者进一步降低严重不良反应风险，进行接种的一种策略。在完成新冠疫苗的基础免疫后，预防新冠病毒疾病的有效性随着时间的推移而下降，并且在新的变异株不断涌现，在全球引发新一轮疾病暴发的背景下，新冠疫苗加强接种已经成为必然。

采用不同技术平台的新冠疫苗的序贯接种可能形成优势互补，提高免疫反应的强度、免疫反应的种类，增加中和抗体的广度和持久性。此外，序贯免疫还可能有效缓解新冠疫苗供应不足和可及性问题，增加加强免疫程序的灵活性，特别是对于新冠疫苗供应不足或分配不均衡的国家。目前世界卫生组织支持灵活的同源疫苗和异源疫苗接种计划。对于考虑异源接种方案的国家，推荐采用与首剂接种不同技术路线的新冠疫苗进行后续剂次接种。

我国在新冠疫苗序贯加强免疫方面进行了诸多探索，取得了系列重要结果。部分研究结果被国务院联防联控机制科研攻关组疫苗研发专班采纳，支持了国家序贯加强免疫策略的部署。

最后，对大众所关心的关于新冠疫苗序贯加强免疫的疑问进行了以下解答，供参考。

1. 我国序贯加强免疫接种的条件是什么？

第一，此次序贯加强免疫的接种对象是18岁以上人群。

第二，接种对象须满足已完成二剂次灭活疫苗接种的条件，且这二剂次接种的是国药中生北京公司、国药中生武汉公司、北京科兴生物制品有限公司的新冠灭活疫苗。

第三，要全程完成二剂次灭活疫苗接种，且接种间隔不能短于6个月。

第四，接种对象没有进行过加强免疫，也就是没有接种第三针。

2. 接种不同厂家的新冠灭活疫苗，算序贯加强免疫吗？

相同技术路线的疫苗，只不过厂家不同，不属于序贯免疫。比如，前两次接种是一个厂家的新冠灭活疫苗，第三次是另一个厂家的新冠灭活疫苗，这都是相同技术路线的疫苗，不属于序贯加强免疫。

3. 已接种第三针，是否还要序贯加强免疫接种？

在序贯加强免疫接种启动之前已经完成了加强免疫的群体，根据目前规定，后续不用再进行序贯加强免疫接种。具体而言，如果前期接种了两针新冠灭活疫苗，按照规定间隔6个月以上接种了第三针新冠灭活疫苗，后续不需要采用序贯免疫来进行加强。如果前期接种了两针灭活疫苗，准备接种第三针，则可以选择不同技术路线的疫苗进行序贯加强免疫，也可以选择相同技术路线的灭活疫苗进行加强免疫。

附
公众关切的常见疫苗及接种的科学问题

1. 为什么接种疫苗能预防疾病

当细菌或病毒等病原体侵入人体时，身体就会产生一种抵抗这种病原体的物质，这种物质叫做抗体。不同病原体会产生不同的抗体，称为特异性抗体。同时，机体还会产生记忆细胞，能够记住病原体的样子。病愈后，这种特异性抗体和记忆细胞仍然存留在体内，如再有相应的病原体侵入体内，这种特异性抗体就能保护身体不受这些病原体的伤害，记忆细胞也能快速激发人体产生抗体，迅速高效地消灭病原体。

预防接种就是人为地将经减毒或灭活等工艺处理的少量病原体及其代谢产物接种给人，使机体产生特异性抗体或细胞免疫反应，从而产生针对该种病原体的抵抗能力，避免疾病的发生。

2. 接种疫苗后是不是就一定不得传染病了

预防接种是预防和控制传染病最经济、最有效的手段，但成功率并非 100%，多数疫苗的保护率大于 80%。由于受种者个体的特殊原因，如免疫应答能力低下等因素，可导致接种后免疫失败。另外，接种疫苗后，人体产生的特异性抗体水平会随着时间的延续逐渐衰减，当低于保护水平时，也可能会感染发病。但大量的研究证明，即使接种疫苗后发病，相对于不接种疫苗者，其患病后的临床表现通常轻症居多，病程也较短。

3. 为什么一定要按免疫程序进行预防接种

不同的疫苗，有不同的免疫程序，这是根据抗体水平在人体内变化、疾病感染风险、临床试验和多年科学实践为依据而制定，确定开始接种年龄和接种间隔。如乙肝疫苗、百白破联合疫苗、脊髓灰质炎疫苗等至少需要完成 3 剂接种才能使人体产生足够的免疫力。

尤其是婴幼儿的免疫功能尚在发育过程中，如果不按免疫程序接种疫苗，可能会降低免疫效果，不能达到预期的抗体水平，也不能及时形成较持久的免疫保护。

4. 为什么有些疫苗需要加强免疫

基础免疫所获得的特异性抗体，有些无须加强免疫；有些在体内只能维持一段时间，待身体内抗体浓度降低时，应再接种，通过再次接种刺激机体产生抗体，使抗体维持在足以抵抗病原体的水平。随着孩子的长大，身体内原有通过接种疫苗获得的免疫力也会逐渐下降。因此，有些疫苗还要进行加强免疫。

5. 为什么接种完疫苗后要留观半个小时

接种疫苗后，可能有极少数人会出现急性过敏反应、晕厥等情况。严重危及生命安全的急性过敏反应多在接种后 30 分钟内发生，如发生急性过敏反应，应在现场及时采取救治措施。晕厥也大多出现在接种后半小时内，如接种后立即离开留观现场，可能会因晕厥给受种者造成意外伤害。因此，接种疫苗后，受种者需要在接种单位指定区域留观半小时。

6. 自然感染能比接种疫苗更好地诱导免疫吗

与疫苗相比，通常自然感染可诱导更强、更持久的免疫力。从患病获得免疫力往往发生于一次自然感染之后，被感染的人产生的抗体水平不同，而从疫苗获得的免疫力通常需要在几剂疫苗接种后，接种人群整体抗体水平高且较一致。但单纯的自然感染或疫苗接种，人体获得的免疫力均会随时间延长而下降。

免疫接种与自然感染之间的最大区别是为所获得的免疫力所付出的代价。疫苗不会导致疾病，也不会使接种者受到潜在并发症的威胁。相反，通过自然感染获得的免疫力可能会付出高昂代价，例如水痘，为自然感染而获得的免疫所付出的代价可能是肺炎、呼吸功能衰竭、脑炎或坏死性筋膜炎。

在某些情况下，混合免疫（如新型冠状病毒感染和疫苗接种相结合的免疫力）相较于单纯自然感染或疫苗接种可产生更持久的免疫力。总体上看，混合免疫对感染和轻症的保护作用与单纯的感染 / 疫苗效果相似或略高；与感染诱导的免疫相比，混合免疫能提高所引起的有症状感染的免疫保护，混合免疫对感染后的严重后果（包括死亡）的保护效果也更好。

7. 多种疫苗接种会加重免疫系统负担吗

国内外很多研究已证明，同时接种几种疫苗不会给儿童的免疫系统带来不良反应。一名儿童日常接触到微生物抗原种类和数量远远超过疫苗接种过程中抗原量。一次接种几种疫苗或接种联合疫苗，不但不会增加其免疫系统负担，有时还可以因抗原的协同作用而激发和增强免疫效果。世界卫生组织《关于免疫和疫苗安全的问答》指出："科学证据表明，同时接种几种疫苗不会对儿童的免疫系统带来不良影响。"国内外相关研究也证明，只要规范接种，多种疫苗同时接种和单独接种一样安全有效，不会降低免疫反应，也不会增加不良反应发生率。

8. 疫苗接种为什么多采用肌内注射？为什么在胳膊上接种

疫苗接种的注射方式和部位是有讲究的，大部分疫苗接种采用肌内注射，也就是将疫苗注射到肌肉里。因为肌肉是疫苗发挥作用最有利的环境，肌肉里有引发免疫反应所必需的细胞——抗原递呈细胞，它会高效地摄取、加工处理和递呈抗原（疫苗），将其转移至免疫系统的大型集合点——淋巴结。在淋巴组织内，由树突状细胞递呈的抗原会遇到抵御特定病原体的 T 细胞和 B 细胞，诱导启动免疫应答，产生免疫力。当真正的病原体感染人体时，相关的抗体便协同免疫系统对抗入侵的病原体，预防疾病的发生。此外，大部分疫苗中的佐剂在肌内注射时副作用远小于静脉注射。

但肌内注射接种疫苗并不是随便哪块肌肉都行，注射部位的解剖结构会影响疫苗的有效性。疫苗接种多选择上臂的三角肌，主要是因为三角肌距离腋下淋巴结较近，肌内注射后产生的抗体滴度高于臀部肌内注射，同时注射在上臂的三角肌更易于操作准确，也更方便且易于接受，不仅提高了工作效率，也有利于实施群体接种。

9. 细菌多糖疫苗与多糖结合疫苗有什么区别

多糖疫苗是提取细菌上的荚膜多糖来制成的，如脑膜炎球菌多糖疫苗、肺炎球菌多糖疫苗等。但这种荚膜多糖只具有半抗原作用，对免疫系统来说是个弱抗原。2 岁以下的儿童由于免疫系统尚未发育完善，对仅有半抗原作用的多糖疫苗不能产生良好的免疫应答，因此接种后不能产生良好和持久的保护作用，如 A 群流脑多糖疫苗接种后产生的抗体维持时间较短。

多糖结合疫苗是将细菌中的多糖抗原与某种蛋白质结合，形成具有全抗原作用的多糖蛋白结合疫苗，进入人体后免疫系统会很容易产生抗体，产生免疫记忆，从而产生较好的免疫应答。

多糖疫苗在 2 岁以下免疫效果比较差，所以不推荐用于 2 岁以下的儿童。而多糖结合疫苗在 2 岁以下免疫效果好，可用于 2 岁以下儿童。

10. 疫苗接种偶合反应是怎么回事

偶合症（偶合反应）是指疫苗接种过程中，受种者正好处在一个疾病的潜伏期或者发病的前期，疫苗接种后巧合发病。因此，偶合症（偶合反应）不是疫苗接种引起的，与疫苗无关，也不属于接种后的不良反应。疫苗接种后的偶合症有时不能立即做出判断，需要及时报告，也需要疾病预防控制等机构进行调查，由调查诊断专家组做出诊断。

11. 疫苗为什么需要冷链贮藏运输

疫苗是一种生物制品，通常由减毒活的病原微生物或用灭活的病原微生物及其代谢产物制成，其成分大多是蛋白质，光和热可以导致蛋白变性，可能导致疫苗失去原有的免疫效果。所以，要保证生物制品质量，必须要在规定的冷链状态下储存、运输。《中华人民共和国疫苗管理法》《疫苗储存和运输管理规范》《预防接种工作规范》对于疫苗储运的冷链要求都有具体规定。

12. 疫苗同时接种会干扰免疫应答效果、增加不良反应吗

疫苗同时接种一般是指同一受种者在同一天内、在不同部位接种 2 种及以上疫苗。

随着上市疫苗品种不断增加，儿童疫苗接种针次数增加，接种越来越密集，同时接种疫苗能够减少受种者到接种单位的次数，节约医疗卫生、交通等资源。

同时接种疫苗一般不会产生免疫干扰或增加不良反应发生率，并无同时接种禁忌。美国建议大多数疫苗（包括减毒活疫苗和灭活疫苗）可以同时接种。与分开接种相比，同时接种疫苗抗体阳转率和不良反应发生率是相似的。我国 2021 年版《国家免疫规划疫苗儿童免疫程序及说明》明确国家免疫规划疫苗之间可以同时接种。

根据《非免疫规划疫苗使用指导原则（2020 年版）》，制定具体疫苗免疫程序、技术指南和接种方案时，将基于证据给出疫苗之间是否同时接种的指导意见。当两种及以上注射类疫苗应在不同部位接种，严禁将两种或多种疫苗混合吸入同一支注射器内接种。当两种及以上注射类减毒活疫苗如果未同时接种，应间隔不小于 28 天进行接种。灭活疫苗和口服类减毒活疫苗如果与其他灭活疫苗、注射或口服类减毒活疫苗未同时接种，对接种间隔不做限制。

后记

我国生物制品产业和卫生防疫事业始于1919年，伴随中央防疫处的成立，我国开始自主研发生物制品用于卫生防疫工作。从自主研发的天坛株牛痘开始，到中华人民共和国成立后5亿多人次天花疫苗大规模生产和应用，至1961年我国最后一例天花病人的痊愈，我国比世界其他国家整整早了19年消灭天花。自给自足、快速发展，使我国的生物制品产业完全满足自1978年开始的计划免疫工作，截至2018年，整整40年间，国产化疫苗实现了从4苗防6病到14苗防15病的全部覆盖。国家实施免疫规划的40年间取得了辉煌成就，实现了无脊髓灰质炎状态，消除了新生儿破伤风，白喉国内近年无病例报告，同时控制了乙型肝炎、麻疹、百日咳、流行性乙型脑炎等疾病的发病率。疫苗接种的普及直接或间接挽救了无数生命，极大地降低了传染病发病率和死亡率。

国家坚持疫苗产品的战略性和公益性。国家支持疫苗基础研究和应用研究，促进疫苗研制和创新，将预防、控制重大疾病的疫苗研制、生产和储备纳入国家战略。国家疫苗行业发展规划和产业政策，支持疫苗产业发展和结构优化，鼓励疫苗生产规模化、集约化，不断提升疫苗生产工艺和质量水平。国家将疫苗纳入战略物资储备，实行中央和省（自治区、直辖市）两级储备。有关部门根据疾病预防、控制和公共卫生应急准备的需要，加强储备疫苗的产能、产品管理，建立动态调整机制。

当前，中国的疫苗行业正以令世界惊叹的速度不断向前发展，疫苗技术创新实现了从跟跑、并跑到领跑的突破，品种从无到多，从弱到强；从自产自用到国外引进，再到自主创新，正处于从疫苗大国向疫苗强国的转变过程。随着我国疫苗产业的快速发展，国产疫苗生产能力和质控体系达到国际水平。

我国疫苗的发展路径和品种跟随着国际步伐，特别是新冠疫苗的快速研发，成为疫苗发展的重大转折点，技术水平与国际水平差距已越来越小，我国新冠疫苗成为首次与国外同时研发并获批上市的疫苗品种。随着我国对疫苗支持政策的不断出台，我国已经从过去的减毒活疫苗、灭活疫苗等传统工艺疫苗为主导，开始向新一代疫苗，如基因工程疫苗、重组疫苗、亚单位疫苗、载体疫苗、假病毒颗粒疫苗等转变。以传染病疫苗为主的研发重心，逐步向非传染疾病和慢性疾病疫苗的转移。全球疫苗品种覆盖感染性疾病约 44 种，中国能自产预防 39 种疾病的疫苗，是世界上为数不多能够依靠自身能力解决免疫供应和疫苗接种的国家之一。其中，戊肝疫苗、手足口病疫苗、埃博拉疫苗、新冠灭活疫苗均为全球首创。

当前形势下，中国疫苗也持续在法规、技术、产品、体系等方面全方位向国际对标，新技术和新理论推动疫苗产业不断突破，加大投入研发创新技术和新产品，逐渐完善中国疫苗临床研究体系，形成独立的、全面的、具有鲜明特征的评价体系。

疫苗在预防疾病方面，对人类的贡献是巨大的。但是只要有疫苗，关于疫苗的问题和担忧一直是一个挑战，并将继续存在。

历史已经表明，同样的主题可以以不同的形式反复出现。疫苗信任危机一旦出现，会造成很多的时间、资源浪费，传染病死灰复燃，甚至影响免疫规划覆盖率的局面。在一个疫苗信任度高的社会里，信任疫苗、信任专业人士的工作和服务，才能良性发展。从另一个角度来看，时不时来自公众的怀疑、质疑也会反向督促个人及官方机构的自我督促与官方监督，建立更合理科学的监督机制和体系，确保一个信任度高的体系。

我国一直在朝着接种疫苗保护全人群全生命周期健康这方面努力，一直在为构建人类卫生健康共同体贡献更多中国力量。2022 年 8 月 23 日，世界卫生组织（WHO）宣布中国通过疫苗国家监管体系（NRA）评估，标志着我国疫苗监管体系走在了世界前列。我国自首次通过疫苗国家监管体系评估以来，有国产乙型脑炎减毒活疫苗、I 型Ⅲ型脊髓灰质炎减毒活疫苗、甲型肝炎灭活疫苗等多个疫苗通过 WHO 的疫苗预认证，进入国际采购清单，被联合国儿童基金会、全球疫苗免疫联盟等国际机构采购，相关产品已经出口至数十个国家和地区。

在未知的传染病风险面前，通过疫苗接种战胜其的信心和希望，应该比病毒传播得更快。

参考文献

第一部分

1. 吴群红 . 突发公共卫生事件应对——现代启示录 [M]. 北京：人民卫生出版社，2009.
2. 丹尼尔先生 . 人类史上八大最严重的瘟疫：看世界名画中的瘟疫，知自然面前人类的渺小 . 公众号：丹尼尔先生 .ID：MRDANIEL777.
3. 葛洪 . 东洋医学善本丛书・肘后备急方 [M]. 日本：オリエソト出版社，1981：513-514.
4. 范行准 . 中国医学史略 [M]. 北京：中国古籍出版社，1986：213-214.
5. 威廉・麦克尼尔 . 瘟疫与人 [M]. 北京：中信出版社，2018.
6. Andrew J. Pollard,Else M. Bijker. A guide to vaccinology: from basic principles to new developments.Immunology，2021,21:83-100.
7. Yu W, Lee L, Liu Y. Vaccine-preventable disease control in the People's Republic of China: 1949–2016.Vaccine，2018,36:8131-8137.
8. 基普尔（美）. 剑桥世界人类疾病史（The Cambridge world history of Human Disease）[M]. 张大庆，译 . 上海：上海科技教育出版社，2007.
9. PAMUK S. The Black Death and the Origins of the"Great Divergence" across Europe, 1300–1600[J]. European Review of Economic History, 2007, 11(3): 289-317.
10. 杨东亮，唐红 . 感染性疾病 [M]. 北京：人民卫生出版社，2016.
11. 郑泽隆 .1894，鼠疫肆虐香港岛 . 中国档案报，2020.5.
12. Stanlev Plotkin, Walter Orenstein, Paul Offit. 疫苗（Vaccines）：第 6 版 [M]. 罗凤基，杨晓明，王军志，等译 . 北京：人民卫生出版社，2016.
13. 赵晶 . 瘟疫、城市公共卫生与风景园林 : 论英国历史上两次重大公共卫生事件对城市公共卫生和风景园林的影响 [J]. 风景园林，2020，27(4):101-105.

14. 王晓臣 . 十四世纪的黑死病与英国社会之变迁 [M]. 苏州：苏州科技学院，2010:1-5.
15. 李娜，解建红 . 中世纪后期英国黑死病暴发原因新议：环境史视野下的中世纪后期英国黑死病 [J]. 学海，2008 (1):131-134.
16. WEINREB B, HIBBERT C. The London Encyclopedia[M].London:London Macmillan Limited, 1984: 600-601.
17. HOSKINS W G. The Making of English Landscape[M].London:Penguin Books, 1985.
18. 柳润涛 . 约翰・西蒙与 19 世纪中后期的英国公共卫生改革 [M]. 南京 : 南京大学，2013:10.
19. 李化成 .19 世纪英国霍乱防治的经验与启示 . 光明日报，2015-03-28(11).
20. 毛利霞 . 疾病、社会与水污染 : 在环境史视角下对 19 世纪英国霍乱的再探讨 [J]. 学习与探索，2007(6):223-227.
21. 刘金源 . 工业化时期英国城市环境问题及其成因 [J]. 史学月刊，2006(10):50-56.
22. BURGESS S, GRANT M, SCALLY G, et al. Health and the Built Environment: Expert Seminar Report for Public Health England[R]. England:WHO Collaborating Centre for Healthy Urban Environments, University of the West of England, Bristol, 2013.
23. 仇振武 .1853—1854 年英国霍乱与水源治理 [M]. 南京 : 南京大学，2019:24-54.

24. The House of Commons. Report from the Select Committee on Public Walks[R]. London: The House of Commons, 1833: 3-8.

25. YOUNG G M, HANDCOCK W D. English Historical Documents Ⅻ(1)1833–1874[M]. New York: Oxford University Press, 1956: 189-193.

26. 刘科，胡华伟．鼠疫斗士伍连德科学防疫思想的现实借鉴[J]. 自然辩证法研究，2020,36:8:87-92.

第二部分

1. Yan R, Zhang Y, Guo Y, et al. Structural basis for the recognition of the 2019-nCoV by human ACE2. bioRxiv preprint.2020,2.20.

2. Bourouiba L , Dehandschoewercker E , Bush J.Violent expiratory events: on coughing and sneezing[J]. Journal of Fluid Mechanics, 2014, 745:537-563.

3. 王军志．疫苗的质量控制与评价[M]. 北京：人民卫生出版社，2013.

4. 黄文林．分子病毒学[M]. 2版．北京：人民卫生出版社，2006.

5. 叶秋芳，何燕，杨莉．血管紧张素转化酶2的功能[J]. 中国老年学杂志，2016，36:484-486.

6. 张文宏.2019冠状病毒病—从基础到临床[M]. 上海：复旦大学出版社，2020.

7. 王建华．流行病学[M]. 3版．北京：人民卫生出版社，2015.

8. 蒋建新．创伤感染学[M]. 北京：人民卫生出版社，2015.

9. Eyerich S , Eyerich K , Traidl-Hoffmann C , et al. Cutaneous Barriers and Skin Immunity: Differentiating A Connected Network[J]. Trends in Immunology, 2018, 39(4).

10. 钟慧钰，赵珍珍，应斌武等.新型冠状病毒核酸临床检测要点及经验[J].国际检验医学杂志，2020，41(5):523-526.
11. Chan JF, Yuan S, Kok KH, et al.A familial cluster of pneumonia associated with the 2019 novel coronavirus indicating person-to-person transmission: a study of a family cluster[J] .Lancet, 2020, 395(10223):514-523.
12. Li Q, Guan X, Wu P, et al .Early Transmission Dynamics in Wuhan, China, of Novel Coronavirus –Infected Pneumonia[J].N Eng J Med,2020.
13. Wang D, Hu B, Hu C, et al. Clinical characteristics of 138 Hospitalized Patients with 2019 novel coronavirus-infected Pneumonia in Wuhan, China[J].JAMA,2020.
14. Riou J ,Althaus CL. Pattern of early human-to-human transmission of Wuhan 2019 novel coronavirus (2019-nCoV), December 2019 to January 2020[J]. Euro Surveill, 2020, 25(4).
15. 宋全伟，王华庆 . 不同技术路线研发新型冠状病毒疫苗的特性和研究进展 [J]. 中华医学杂志，2020,100（00）：E027.
16. Agrawal AS, Tao X, Algaissi A, et al. Immunization with inactivated Middle East Respiratory Syndrome coronavirus vaccine leads to lung immunopathology on challenge with live virus[J]. Hum Vaccin Immunother, 2016,12(9):2351-2356.
17. 康庄 , 唐梅 . 新型冠状病毒疫苗的研发进展及分析 [J]. 生物医学工程学杂志 ,2020,37(3):373-379.
18. Tapia-Calle G, Born PA, Koutsoumpli G, et al. A PBMC-Based System to Assess Human T Cell Responses to Influenza Vaccine Candidates In

Vitro[J]. Vaccines (Basel), 2019,7(4).

19. 吕鹏，李登峰，刘刚．冠状病毒的致炎机制研究进展及疫苗研发特点 [J]. 厦门大学学报（自然科学版）,2020,59(3):347-353.

20. Kamaraj G, Lakshmi Narasu M, Srinivasan VA. Validation of betapropiolactone (BPL) as an inactivant for infectious bovine rhinotracheitis (IBR) virus[J]. Res Vet Sci, 2008,85(3):589-594.

21. Abd-Elghaffar AA, Ali AE, Boseila AA, et al. Inactivation of rabies virus by hydrogen peroxide[J]. Vaccine, 2016,34(6):798-802.

22. 曹绘．鸡新城疫和禽流感 (H9 亚型) 二联灭活疫苗灭活剂及佐剂的优化 [D]. 杭州：浙江大学，2016.

23. 王白燕．二乙烯亚胺对脊髓灰质炎病毒 Sabin 株灭活效果以及灭活疫苗添加佐剂的效果观察 [D]. 北京：中国协和医科大学，2010.

24. 李朋．日本脑炎病毒样颗粒疫苗及双氧水灭活疫苗的探讨性研究 [D]. 南京：南京农业大学，2013.

25. Xia S, Duan K, Zhang Y, et al. Effect of an Inactivated Vaccine Against SARS-CoV-2 on Safety and Immunogenicity Outcomes: Interim Analysis of 2 Randomized Clinical Trials[J]. JAMA, 2020.

26. 白玉，李敏，高恩明．病毒灭活疫苗生产工艺要点 [J]. 中国生物制品学杂志,2011,24(9):1116-1117.

27. 白仲虎，李昕然，王荣斌，等．哺乳动物细胞生产人用灭活疫苗相关技术进展 [J]. 中国细胞生物学学报,2019,41(10):1986-1993.

28. 刘昌孝，伊秀林，崔涛，等．新型冠状病毒疫苗研发与评价 [J]. 药物评价研究,2020,43(7):1421-1432.

29. 成传刚 , 慕婷 , 袁军 , 等 . 重组病毒载体疫苗研究进展 [J]. 中国病毒病杂志 ,2018,8(4):318-328.

30. 柳云帆 . 一种新的复制缺陷型腺病毒载体系统的组建 . 中国疾病预防控制中心 , 2011.

31. Humphreys IR, Sebastian S. Novel viral vectors in infectious diseases[J]. Immunology, 2018,153(1):1-9.

32. 王芃 , 周建光 . 腺病毒疫苗研究进展 [J]. 生物技术通讯 , 2014, 25(2): 263-267.

33. Philip R K, Attwell K, Breuer T, et al. Life-Course Immunization as a Gateway to Health[J]. Expert Review of Vaccines, 2018, 17(10): 851–864.

34. 国家卫健委 . 国家卫生健康委关于印发国家免疫规划疫苗儿童免疫程序及说明（2021 年版）的通知 [EB/OL]. (2021-02-23)[2023–10–31]. http://www.nhc.gov.cn/jkj/s3581/202103/590a8c7915054aa682a8d2ae8199e222.shtml

35. 国家药品监督管理局 . 中华人民共和国疫苗管理法 [EB/OL]. (2019–07–02)[2023–10–31]. https://www.nmpa.gov.cn/xxgk/fgwj/flxzhfg/20190702121701506.html

36. 中国疾病预防控制中心 . 免疫规划中心 [EB/OL]. https://www.chinacdc.cn/nip/

37. 国家卫生健康委办公厅 . 国家卫生健康委办公厅关于印发非免疫规划疫苗使用指导原则（2020 年版）的通知 [EB/OL]. (2020-12-07)[2023–10–31]. http://www.nhc.gov.cn/jkj/s3581/202012/9b76584336a1483cbece7edd0abb2a7e.shtml

38. Gary s. Marshall. 周祖木，译 . 疫苗手册：临床医生实用指南 [M]. 第 4 版 . 北京：北京大学医学出版社，2014 .

39. 国家卫生和计划生育委员会办公厅 . 预防接种工作规范 (2016 年版) [S]. 2016-12-06.

40. 余文周 , 李放军 , 张振国 , 等 . 2013 年媒体报道乙型肝炎疫苗事件后部分省儿童家长对预防接种信任度的调查分析 [J]. 中国疫苗和免疫 , 2014, 20(3): 233-236.

41. 刘鹏程 , 孙梅 , 李程跃 , 等 . H7N9 事件网络舆情分析及其对突发公共卫生事件应对的启示 [J]. 中国卫生事业管理 , 2014, 31(10): 784-786.

42. 赵宏婷 . 2010—2015 年中国流感相关呼吸系统疾病超额死亡 : 一项基于人群的研究 [J]. 中华预防医学杂志 , 2019, 53(10): 992.

43. RATZAN S C. Vaccine literacy, a crucial healthcare innovation[EB/OL]. (2011-02-28) [2023-03-20]. https://hbr.org/2011/02/vaccine-literacy-a-crucial-hea.

44. BIASIO L R, BONACCORSI G, LORINI C, et al. Italian adults' likelihood of getting COVID-19 vaccine: a second online survey[J]. Vaccines, 2021, 9(3): 268.

45. World Health Organization. Ten threats to global health in 2019[EB/OL]. [2023-03-20]. https://www.who.int/news-room/spotlight/ten-threats-to-global-health-in-2019.

46. HOTEZ P J, NUZHATH T, COLWELL B. Combating vaccine hesitancy and other 21st century social determinants in the global fight against measles[J]. Current Opinion in Virology, 2020, 41: 1-7.

47. DE FIGUEIREDO A, SIMAS C, KARAFILLAKIS E, et al. Mapping global trends in vaccine confidence and investigating barriers to vaccine uptake: a large-scale retrospective temporal modelling study[J]. The Lancet, 2020, 396(10255): 898-908.

48. 马超 , 安志杰 , 王富珍 , 等 . 预防为主服务健康 , 百年筑就免疫长城——中国共产党成立 100 年来免疫规划工作和成就回顾 [J]. 中国疫苗和免疫 , 2021, 27(6): 609-614+638.

49. Neely SR, Eldredge C, Ersing R, Remington C. Vaccine Hesitancy and Exposure to Misinformation: a Survey Analysis. J Gen Intern Med. 2022 Jan;37(1):179-187.

50. World Health Organization: Immunization, vaccines, and biologicals. New Measles surveillance Data from WHO. Global Monthly Measles and Rubella Update. 2019.

51. 杨玉珍 , 侯芊 , 郝利新 . 理解接种疫苗的行为和社会驱动因素 - 世界卫生组织立场文件 2022 年 5 月 [J]. 中国疫苗和免疫 , 2022,28(06): 748-754.

52. 孟冰冰 , 侯芊 , 徐慧 , 等 . 疫苗素养研究进展综述 [J]. 中国疫苗和免疫 , 2022,28(05): 601-604.

53. 张佩雯 , 尹遵栋 , 邱译萱 , 等 . 疫苗犹豫现状与免疫规划中的健康教育策略 [J]. 中国健康教育 , 2020,36(10): 925-928.

54. 侯芊 , 郝利新 , 安志杰 , 等 . 新时期预防接种健康教育工作思考 [J]. 中国疫苗和免疫 , 2021,27(05): 599-603.

第三部分

1. Global Hepatitis Report 2017. Geneva: World Health Organization; 2017.
2. Polaris Observatory Collaborators. Global prevalence, treatment, and prevention of hepatitis B virus infection in 2016: a modelling study. Lancet Gastroenterol Hepatol. 2018; 3(6):383-403.
3. PLUMMER M, DE-MARTEL C, VIGNAT J, et al. Global burden of cancers attributable to infections in 2012: a synthetic analysis. Lancet Glob Health, 2016 Sep;4(9):e609-616.
4. Huang SN, Millman I, O'Connell A, Aronoff A, Gault H, Blumberg BS. Virus-like particles in Australia antigen-associated hepatitis. An immunoelectron microscopic study of human liver. Am J Pathol, 1972, 67(3):453-470.
5. Edmunds WJ, Medley GF, Nokes DJ, Hall AJ, Whittle HC. The influence of age on the development of the hepatitis B carrier state. Proc Biol Sci, 1993,253:197–201.
6. Chang ML, Liaw YF. Hepatitis B flares in chronic hepatitis B: Pathogenesis, natural course, and management. J Hepatol, 2014,61:1407–1417.
7. Chen YC, Chu CM, Liaw YF. Age-specific prognosis following spontaneous hepatitis B e antigen seroconversion in chronic hepatitis B. Hepatology, 2010,51:435–444.
8. Tang CM, Yau TO, Yu J. Management of chronic hepatitis B infection: current treatment guidelines, challenges, and new developments. World J Gastroenterol, 2014,20:6262-78.

9. Wright, T. Introduction to Chronic Hepatitis B Infection AM J GASTROENTEROL, 2006,101:S1-S6.
10. Szmuness W, Stevens CE, Zang EA, Harley EJ, Kellner A. A controlled clinical trial of the efficacy of the hepatitis B vaccine (Heptavax B): a final report.Hepatology, 1981,1(5):377-385.
11. Ellis RW, Gerety RJ.Plasma-derived and yeast-derived hepatitis B vaccines. Am J Infect Control, 1989,17(3):181-189.
12. Emini EA, Ellis RW, Miller WJ, McAleer WJ, Scolnick EM, Gerety RJ. Production and immunological analysis of recombinant hepatitis B vaccine. J Infect, 1986,13(suppl A):3-9.
13. Park NH, Chung YH, Lee HS. Impacts of vaccination on hepatitis Bviral infections in Korea over a 25-year period. Intervirology, 2010,53(1):20-28.
14. Mao B, Patel MK, Hennessey K, Duncan RJ, Wannemuehler K,Soeung SC. Prevalence of chronic hepatitis B virus infection afterimplementation of a hepatitis B vaccination program among childrenin three provinces in Cambodia. Vaccine 2013Sep 13; 31(40):4459-4464.
15. Nguyen TH, Vu MH, Nguyen VC, Nguyen LH, Toda K, NguyenTN, Dao S, Wannemuehler KA, Hennessey KA. A reduction inchronic hepatitis B virus infection prevalence among children in Vietnam demonstrates the importance of vaccination. Vaccine2013; 32(2):217-222.
16. Liang Xiao-feng, Bi Sheng-li, Yang Wei-zhong, Wang Long-de, Cui Gang, Cui Fu-qiang, et al. Epidemiological serosurvey of hepatitis B in China—declining HBV prevalence due to hepatitis B vaccination. Vaccine

2009;27(47):6550–6557.

17. Information sheet observed rate of vaccine reaction hepatitis B vaccine, June 2012. World Health Organization, Geneva, 2016. Available at http://www.who.int/vaccine_safety/initiative/tools/Hep_B_Vaccine_rates_information_sheet.pdf
18. 刘天青 . 麻疹 历史上最恐怖的瘟疫之一 [J]. 军事文摘 , 2015(8):4.
19. 刁连东 . 麻疹 [M]. 上海科学技术文献出版社 , 2001.
20. ZHANG Y，DING Z，WANG H，et al. New measles virus genotype associated with outbreak，China[J]. Emerg Infect Dis，2010，16(6): 943-947.
21. 刁连东，翟如芳 . 疫苗应用与安全问答 [M]. 北京：中国医药科技出版社 , 2017.
22. WHO. Measles Vaccines: WHO Position Paper.WER,2009.
23. MA C，RODEWALD L，HAO L，et al. Progress toward measles elimination - China，January 2013-June 2019[J]. Morb Mortal Wkly Rep，2019，68(48): 1112-1116.
24. 卢亦愚，董红军 . 麻疹 [M]. 北京：人民卫生出版社 , 2016.
25. 张文宏 . 张文宏说传染 [M]. 北京：中信出版集团 , 2021.
26. 段晓健，赵建楠，牛丹丹，等 . 中国不同人群麻疹抗体水平分析 [J]. 病毒学报，2022，38(2):305-312.
27. 宋金华，郭晋源，王慧玲，等 . 2019 年中国麻疹风疹实验室网络运转状况 [J].2021,27(3): 246-249.
28. 马超，郝利新，温宁，等 . 中国 2019 年麻疹流行病学特征 [J]. 中国疫苗和免疫，2020，26(5): 493–497.

29. 孙倩，曹艳丽，崔宏亮，等 . 麻疹防控实施策略探讨——基于 2006—2019 年麻疹疫情特点 [J]. 医学动物防制 . 2022, 38(12): 1162-1165.

30. 田晓晨，闻玉梅 . 病毒与人类健康—— 2008 年诺贝尔生理学或医学奖简介 [J]. 自然杂志 , 2008, 6(30): 315-318.

31. Brisson, M., et al., Impact of HPV vaccination and cervical screening on cervical cancer elimination: a comparative modelling analysis in 78 low-income and lower-middle-income countries. Lancet, 2020. 395(10224): 575-590.

32. Canfell, K., et al., Mortality impact of achieving WHO cervical cancer elimination targets: a comparative modelling analysis in 78 low-income and lower-middle-income countries. Lancet, 2020. 395(10224): 591-603.

33. Rous, P., Landmark article (JAMA 1911;56:198). Transmission of a malignant new growth by means of a cell-free filtrate. By Peyton Rous. JAMA, 1983. 250(11): 1445-1449.

34. Shope, R.E. and E.W. Hurst, Infectious papillomatosis of rabbits : with a note on the histopathology. J Exp Med, 1933. 58(5): 607-624.

35. Laverty, C.R., et al., The significance of noncondylomatous wart virus infection of the cervical transformation zone. A review with discussion of two illustrative cases. Acta Cytol, 1978. 22(4): 195-201.

36. Durst, M., et al., A papillomavirus DNA from a cervical carcinoma and its prevalence in cancer biopsy samples from different geographic regions. Proc Natl Acad Sci U S A, 1983. 80(12): 3812-3815.

37. Bi, W.L., et al., Artificial intelligence in cancer imaging: Clinical challenges and applications. CA Cancer J Clin, 2019. 69(2): 127-157.

38. Bray, F., et al., Global cancer statistics 2018: GLOBOCAN estimates of incidence and mortality worldwide for 36 cancers in 185 countries. CA Cancer J Clin, 2018. 68(6): 394-424.

39. De, et al., The natural history of human papillomavirus infection. Best practice & research:Clinical obstetrics & gynaecology, 2018. 47: 2-13.

40. de Martel, C., et al., Global burden of cancer attributable to infections in 2018: a worldwide incidence analysis. Lancet Glob Health, 2020. 8(2): e180-e190.

41. Patel, H., et al., Systematic review of the incidence and prevalence of genital warts. BMC Infect Dis, 2013. 13: 39.

42. Roden, R.B., et al., Assessment of the serological relatedness of genital human papillomaviruses by hemagglutination inhibition. J Virol, 1996. 70(5): 3298-3301.

43. 曹泽毅 , 子宫颈癌 . 北京：人民卫生出版社，2017.

44. 孔为民 , 宫颈癌与 HPV 疫苗 . 北京：人民卫生出版社，2021:244.

45. Anacker, D.C. and C.A. Moody, Modulation of the DNA damage response during the life cycle of human papillomaviruses. Virus Res, 2017. 231: 41-49.

46. 王华庆 , 健康奠基幸福人生——青少年健康手边书（教师版）[M]. 北京：人民卫生出版社，2020:124.

47. 中华预防医学会妇女保健分会 , 子宫颈癌综合防控指南 . 第 1 版 [M]. 北京：人民卫生出版社，2017.

48. 中华预防医学会疫苗与免疫分会，子宫颈癌等人乳头瘤病毒相关疾病免疫预防专家共识 [J]. 中华预防医学杂志，2019(8): 761-803.

49. Bosch, F.X., et al., The causal relation between human papillomavirus and cervical cancer. J Clin Pathol, 2002. 55(4): 244-265.

50. de Sanjose, S., et al., Human papillomavirus genotype attribution in invasive cervical cancer: a retrospective cross-sectional worldwide study. Lancet Oncol, 2010. 11(11): 1048-1056.

51. Serrano, B., et al., Human papillomavirus genotype attribution for HPVs 6, 11, 16, 18, 31, 33, 45, 52 and 58 in female anogenital lesions. Eur J Cancer, 2015. 51(13): 1732-1741.

52. 赵宇倩等，中国女性人群宫颈人乳头瘤病毒感染及型别分布的多中心横断面研究 [J]. 中华流行病学杂志，2015. 36(12): 6.

53. World, H.O.O.M., Human papillomavirus vaccines: WHO position paper (2022 update) –Vaccins contre les papillomavirus humains: note de synthèse de l'OMS (mise à jour de 2022). Weekly Epidemiological Record = Relevé épidémiologique hebdomadaire, 2022. 97(50): 645-672.

54. Giuliano, A.R., et al., Incidence and clearance of genital human papillomavirus infection in men (HIM): a cohort study. Lancet, 2011. 377(9769): 932-940.

55. Stanley, M.A., Epithelial cell responses to infection with human papillomavirus. Clin Microbiol Rev, 2012. 25(2): 215-222.

56. Zhou, J., et al., Expression of vaccinia recombinant HPV 16 L1 and L2 ORF

proteins in epithelial cells is sufficient for assembly of HPV virion-like particles. Virology, 1991. 185(1): 251-257.

57. Govan, V.A., A novel vaccine for cervical cancer: quadrivalent human papillomavirus (types 6, 11, 16 and 18) recombinant vaccine (Gardasil). Ther Clin Risk Manag, 2008. 4(1): 65-70.

58. Joura, E.A., et al., A 9-valent HPV vaccine against infection and intraepithelial neoplasia in women. N Engl J Med, 2015. 372(8): 711-723.

59. Romanowski, B., et al., Sustained immunogenicity of the HPV-16/18 AS04-adjuvanted vaccine administered as a two-dose schedule in adolescent girls: Five-year clinical data and modeling predictions from a randomized study. Hum Vaccin Immunother, 2016. 12(1): 20-29.

60. Van Damme, P., et al., Immunogenicity and Safety of a 9-Valent HPV Vaccine. Pediatrics, 2015. 136(1): e28-39.

61. Zhu, F.C., et al., Efficacy, immunogenicity, and safety of the HPV-16/18 AS04-adjuvanted vaccine in Chinese women aged 18-25 years: event-triggered analysis of a randomized controlled trial. Cancer Med, 2017. 6(1): 12-25.

62. Huang, T., et al., Evaluation on the persistence of anti-HPV immune responses to the quadrivalent HPV vaccine in Chinese females and males: Up to 3.5 years of follow-up. Vaccine, 2018. 36(11): 1368-1374.

63. Arbyn, M., et al., Prophylactic vaccination against human papillomaviruses to prevent cervical cancer and its precursors. Cochrane Database Syst Rev, 2018. 5(5): CD009069.

64. Qiao, Y.L., et al., Efficacy, Safety, and Immunogenicity of an Escherichia coli-Produced Bivalent Human Papillomavirus Vaccine: An Interim Analysis of a Randomized Clinical Trial. J Natl Cancer Inst, 2020. 112(2): 145-153.
65. Drolet, M., et al., Population-level impact and herd effects following the introduction of human papillomavirus vaccination programmes: updated systematic review and meta-analysis. Lancet, 2019. 394(10197): 497-509.
66. Falcaro, M., et al., The effects of the national HPV vaccination programme in England, UK, on cervical cancer and grade 3 cervical intraepithelial neoplasia incidence: a register-based observational study. Lancet, 2021. 398(10316): 2084-2092.
67. Kann, L., et al., Youth Risk Behavior Surveillance - United States, 2017. MMWR Surveill Summ, 2018. 67(8): 1-114.
68. Zhu X, Ge Y, Wu T, Zhao K, Chen Y, Wu B, Zhu F, Zhu B, Cui L. Co-infection with respiratory pathogens among COVID-2019 cases. Virus Res. 2020, 285:198005.
69. Yao KH, Yang YH. Streptococcus pneumoniae diseases in Chinese children: past, present and future. Vaccine. 2008, 26(35):4425-4433.
70. 中华预防医学会. 肺炎链球菌性疾病相关疫苗应用技术指南(2012版)[J]. 中华流行病学杂志, 2012, 33(11):1101-1110.
71. 中华医学会儿科学分会，中华预防医学会. 儿童肺炎链球菌性疾病防治技术指南(2009年版)[J]. 中华儿科杂志, 2010, 48(2):104-111.
72. 杨焕. 预防性疫苗临床试验设计与实施. 北京：人民卫生出版社，2022.

73. 胡颖廉 . 历史、结构和行为：中国疫苗监管制度重构和创新 [J]. 社会科学战线，2021(10):172-180.

74. 赵铠，章以浩，中国生物制品发展史略 . 北京：北京生物制品研究所，2003.

75. 王晓娟，曹琰，郭中平. 我国生物制品国家标准的历史沿革 [J]. 中国生物制品学杂志，2013,26(4):582-584.

76. 李敏，杨焕 .WHO 疫苗预认证及我国疫苗预认证的相关考虑 [J]. 药物生物技术，2015,22(3):189-192.